INMUNOLOGÍA INFANTIL

FERNANDO FARIÑAS

INMUNOLOGÍA INFANTIL

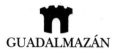

GUADALMAZÁN

Guadalmazán • Colección Divulgación Científica
Edición de Bibiana García Visos
Director editorial Antonio Cuesta
www.editorialguadalmazan.com
pedidos@almuzaralibros.com - info@almuzaralibros.com

Imprime: Romanyà Valls
ISBN: 978-84-17547-15-8
Depósito Legal: CO-460-2021
Hecho e impreso en España-*Made and printed in Spain*

Índice

1.
¿QUÉ ES ESO DEL SISTEMA INMUNITARIO?

Mientras su bebé está durmiendo plácidamente, numerosos microbios están al acecho. Lo único que buscan es poder alimentarse y reproducirse. Su bebé, usted y yo somos para ellos un bufet donde poder atiborrarse de comida. Son listos, sagaces, atrevidos y cuentan con increíbles capacidades para adentrarse en nuestro cuerpo y reproducirse con éxito. Es el instinto de supervivencia en plena acción. Los hay malos, muy malos, llamados patógenos (que producen enfermedad): de estos, pocos, aunque piense lo contrario. Los hay buenos, muy buenos: de estos, muchísimos, la inmensa mayoría. Aun así, siendo pocos pero no cobardes, los microbios «malotes» (entre los que se encuentran virus, bacterias, hongos y parásitos) han segado, y siguen haciéndolo, innumerables vidas humanas, además de numerosas especies animales y vegetales a lo largo de la historia del planeta.

Pero las amenazas no solo provienen de fuera, sino que también se pueden producir en el interior del cuerpo. Mutaciones y alteraciones en el patrón de división y crecimiento de nuestras células pueden hacer que

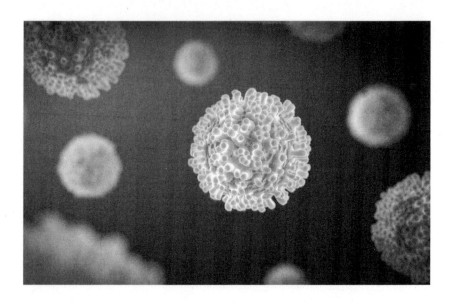

Representación de las células del sistema inmunitario,
que reciben el nombre de leucocitos.

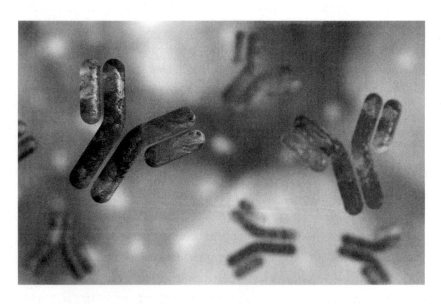

Los anticuerpos son proteínas específicas con forma de
«Y» producidas por los linfocitos B, un tipo de leucocitos,
para defendernos de agentes infecciosos.

una inocente célula que llevaba a cabo su función de forma eficaz en un órgano cualquiera, se transforme en una célula desobediente, peligrosa y monstruosa que no cumple con las «reglas y normas de vecindad» adecuadas. A este conjunto de células rebeldes las llamamos cáncer.

Es por ello que ante la gran «marea» de peligros y amenazas externas e internas, hemos tenido que desarrollar una forma de protegernos frente a ellas. Y es aquí donde surge la necesidad de formar un conjunto de células para la vigilancia y control de estos peligrosos agentes. Se sigue la regla ancestral de «comer o ser comido». Así de sencillo.

Al conjunto organizado de células, tejidos y órganos que se encargan de defendernos se le llama sistema inmunitario. Este sistema surge durante el proceso evolutivo con el objetivo de combatir las infecciones y otras amenazas como el cáncer. Se caracteriza por un conjunto de mecanismos que tienen la capacidad de reconocer y reaccionar frente a lo dañino y tolerar lo inocuo. Además, nos proporciona una absoluta individualidad, ya que no existen dos sistemas inmunitarios idénticos, ni siquiera entre hermanos gemelos univitelinos. Esta individualidad inmunológica es la que hace que no sea tan sencillo el lograr que un órgano trasplantado no sea rechazado. Veamos la parte positiva de esto: somos únicos y no hay otro igual a nosotros.

La palabra «inmune» proviene etimológicamente del latín *immūnis*, palabra compuesta que en conjunto tiene muchas acepciones, aunque se acepta que describe una situación en la que el individuo está «exento de carga, tributo, servicio u obligación». Así que pasó de ser una palabra perteneciente más al campo fiscal o militar, a ser un término médico, aunque no sabemos por qué. Ya el escritor y militar romano Plinio el Viejo, en el siglo I d.C., asociaba *immūnis* con dolor, y en algunos de sus textos escribe frases como la que dice que «si se enjuagan los dientes con sangre de tortuga tres veces al año se hacen inmunes al dolor». En la Edad Media, se empezó a usar esta palabra para referirse a «alguien al que no le afectaba la peste».

El sistema inmunitario es algo muy complejo. Está formado por una enorme red de células que trabajan en conjunto y de forma coordinada para protegernos. A estas células se les llama genéricamente glóbulos blancos o leucocitos (*leucos*=blanco, *citos*=células).

Los leucocitos viajan a lo largo y ancho de la anatomía corporal. No dejan ni un rincón de nuestro organismo sin vigilar. Existen órganos, como el cerebro, donde los leucocitos tienen el paso restringido. Es por esto que este órgano se ha agenciado su propia policía que opera dentro de los límites impuestos por el cráneo.

Los leucocitos no solo viajan constantemente por la circulación sanguínea, sino que también tienen lugares donde se asientan. Estos lugares son una especie de acuartelamientos. Anatómicamente, estos «cuarteles inmunitarios» están constituidos por los llamados órganos linfoides. Hay órganos linfoides que fabrican leucocitos y otros que se encargan de dar pensión a estas células una vez se han formado. Dentro de los órganos linfoides que se encargan de producir leucocitos tenemos fundamentalmente dos órganos: el timo y la médula ósea.

TIMO

El timo (no el de la estampita) es un órgano donde se van a formar un tipo muy específico de leucocitos llamados linfocitos T («T» de Timo). Este órgano se sitúa un poco más arriba del corazón. Si eres una persona adulta, no te empeñes en buscártelo; lo más probable es que ya no lo tengas o que a lo sumo te quede un pequeño montón de grasa, de aquello que fue un órgano florido. Y es que cuando nacemos lo hacemos con un timo bien grande. Sin embargo, conforme van pasando los años, este órgano va haciéndose más pequeño, hasta casi desaparecer cuando llegamos a la adolescencia.

Dentro de los linfocitos T producidos por el timo (recuerde que son un tipo de leucocitos), hay unos que se dedican a organizar las batallas frente a las amenazas (son el alto mando del sistema inmunitario); a otros lo que les encanta es asesinar, matar, aniquilar células infectadas y cancerosas; otros sin embargo se han atribuido la función de controladores de la respuesta inmunitaria, es decir, de parar la batalla cuando el enemigo ha sido vencido para que la respuesta defensiva no se salga de madre. A los «coroneles» se les llama linfocitos T colaboradores; a los «asesinos», linfocitos T citotóxicos; y a los «controladores», linfocitos T reguladores. Ahí es nada.

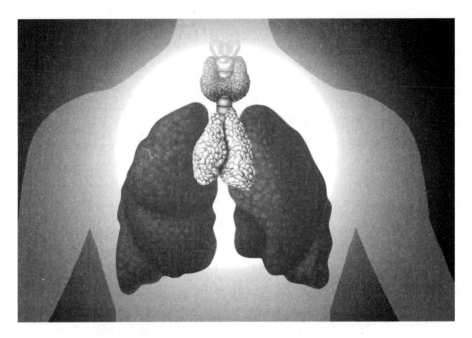

En el timo se forma un tipo muy específico
de leucocitos llamados linfocitos T.

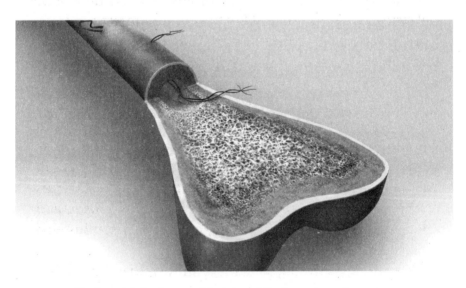

En la médula ósea se fabrican glóbulos rojos, plaquetas
y también innumerables células defensivas.

MÉDULA ÓSEA

La médula ósea es la reina del sistema inmunitario. Se encarga de producir un montón de leucocitos diversos. La médula ósea fabrica glóbulos rojos, plaquetas y también innumerables células defensivas. Entre estas se encuentran los llamados genéricamente fagocitos: células cuya función primordial es fagocitar, comer, devorar, zampar o engullir desde microbios invasores a «basura celular» procedente de la muerte de otras células. Dentro de estos fagocitos están los famosos neutrófilos, glotones responsables de formar esa sustancia amarillenta, maloliente y espesa llamada pus, que podemos reconocer en una herida infectada. También tenemos a los macrófagos, que no solo actúan engullendo a cualquier enemigo, sino que también son capaces de chivatear la presencia de dicho enemigo al resto de células del sistema inmunitario. Hay también fagocitos especializados en hacer frente a parásitos, como los eosinófilos. Son células que en su interior albergan numerosos saquitos rellenos de sustancias que pueden llegar a ser verdaderamente letales para los gusanos que nos infestan (y digo «infestan», no infectan, porque en el caso de gusanos, pulgas, garrapatas, moscas y mosquitos, es así como se dice y escribe). Otros tipos de leucocitos que también contienen bolsitas de este tipo y que están producidas en la médula ósea son los basófilos y los mastocitos, que actúan igualmente y en conjunto con los eosinófilos en la destrucción de parásitos.

Pero no solo de fagocitos vive el hombre. La médula ósea también se encarga de producir dos tipos de linfocitos muy importantes para la defensa de nuestro cuerpo: los linfocitos B y los linfocitos o células NK. La función principal de los linfocitos B es fabricar un tipo de armamento superefectivo frente a todo tipo de microbios peligrosos: los anticuerpos. A los anticuerpos también se les llaman inmunoglobulinas (Igs). Dentro de estos anticuerpos o Igs existen cinco tipos distintos (igual que existen cuchillos, espadas, pistolas, metralletas y escopetas): IgG, IgM, IgA, IgE e IgD. Cada uno de ellos tiene una función y cometido específicos. Por ejemplo, la IgA es un tipo de anticuerpo que se fabrica especialmente para defender a las mucosas del cuerpo. Así que esta IgA es un anticuerpo muy importante para defendernos de agresiones a la mucosa respiratoria, digestiva o genito-urinaria. Finalmente, los linfocitos o células NK también son fabricadas en la médula ósea. La acepción «NK» proviene de «Natural Killer», traducido al español «Asesinos Naturales». Son tipos peligrosos y, al igual que los linfocitos T citotóxicos asesinos producidos en el timo, el objetivo de las células NK es asesinar células infectadas por virus (y otros agentes) y células cancerosas.

Sí, estimado/a lector/a, esto es todo lo que se fabrica en el tuétano de nuestros huesos. Imagine en qué berenjenal nos podemos meter si la médula ósea falla...

Pues bien, una vez están formadas todas estas células en el timo y la médula ósea, unas se quedarán ahí; otras se pondrán en circulación por la sangre; y otras se establecerán en cuarteles distribuidos a lo largo y ancho del cuerpo. Esos otros cuarteles son conocidos como nódulos linfáticos (menos correctamente llamados ganglios linfáticos), bazo y tejido linfoide asociado a mucosas, donde estas células ejercerán su función de vigilancia y ataque al enemigo desconocido.

Hecha esta simplificación extrema del sistema inmunitario, volvamos al principio. Mire a su bebé plácidamente dormido. Parece frágil, débil e inocente. Pero no lo dude, esa aparente fragilidad externa no tiene nada que ver con su fortaleza guerrera interna, proporcionada por un sistema inmunitario que va a oponerse con uñas y dientes a la entrada e invasión por parte de esos enemigos implacables que lo acechan. No lo infravalore, la naturaleza ha forjado estas defensas durante millones de años de evolución… aunque los enemigos no se han quedado atrás. Es la eterna lucha por la existencia.

2.
LAS DEFENSAS DEL FETO: DESDE EL EMBARAZO HASTA EL NACIMIENTO

Llegó ese momento tan deseado por muchas mujeres, en el que se cumple su deseo de ser madres. Es un momento sublime, donde la mujer experimenta intensas emociones que van desde la más plena sensación de felicidad hasta la aparición de dudas y miedos que se traducen en las eternas cuestiones: ¿llevaré un buen embarazo?, ¿mi hijo/a «saldrá» bien?, ¿ocurrirá lo mismo que con el hijo de mi amiga, que nació con tal o cual enfermedad? Dudas, temores e incertidumbres que hacen que cada visita al ginecólogo para una revisión o una ecografía se conviertan en verdaderos trastornos de ansiedad anticipatoria para muchas mujeres. El pánico a que ocurra una desgracia, como un aborto o el nacimiento de un bebé con problemas, puede estar presente durante todo el embarazo.

Lo que muchas mujeres ignoran es que a partir de la concepción, desde ese primer momento donde se inicia el proceso de gestación, son muchos los cambios inmunitarios que se han de dar en su cuerpo para mantener hasta el final aquello que se está creando en su interior, su futuro bebé. Y esos cambios inmunitarios son tan importantes que si no se realizan de la forma adecuada la gestación puede ir al traste o tener consecuencias futuras en la salud del recién nacido.

Pero vayamos por partes y empecemos por el principio: la elección de pareja. Si alguno de los lectores masculinos de este libro se considera un gran conquistador en el campo de lo «amoroso», siento mucho darle una mala noticia: las que eligen son ellas. La naturaleza expresa una inteligencia que al menos a mí me deja anonadado de forma permanente. Y este estado de enajenación mental transitoria que me embarga con respecto a esa inteligencia natural se incrementa aún más cuando se producen algunos descubrimientos como el que os voy a comentar, en relación a la genética y la elección de pareja. ¿Os pica la curiosidad?, pues allá voy. Diversas investigaciones han demostrado que cada uno de nosotros nos sentimos atraídos por personas con características genéticas diferentes a las nuestras. Y me preguntaréis, ¿y cómo somos capaces de atraernos por estas personas?, ¿es que llevamos una especie de sensor genético, como un lector de código de barras? Pues no andamos muy desencaminados si es eso lo que pensamos. De hecho, señales como el olor corporal o la forma de la cara son claros indicadores de que la otra persona es genéticamente diferente y puede portar «buenos» genes. Existen estudios que sostienen que las mujeres tienden a encontrar poco atractivos a aquellos hombres que podrían tener un sistema inmunitario similar al suyo, es decir, a quienes pueden tener una genética similar. Esto trae como consecuencia el que se evite la combinación de genes parecidos. Los padres genética e inmunológicamente diferentes podrían proporcionar a sus hijos una mejor oportunidad de defenderse frente a las infecciones, porque los genes de su sistema inmune serían más diversos, aportando variabilidad genética también a la población general. Para los seres humanos el impulso inconsciente de tener hijos sanos es importante a la hora de elegir pareja, y las parejas con constituciones genéticas menos parecidas producen descendientes más sanos y con mejores sistemas inmunitarios. La descendencia proveniente de un padre y una madre pertenecientes a una misma familia (por ejemplo, entre primos hermanos) suele tener significativamente muchos más problemas en general y desarreglos inmunológicos en particular.

Una vez hecha la elección de la pareja, el resultado de tal unión puede ser el advenimiento de un embarazo.

Una mujer embarazada porta en su interior un ser vivo. Este «bebé en construcción» va a tener una constitución genética cuya mitad viene por la aportación de genes de la madre y la otra mitad por parte del padre. Esto significa que este ser vivo, que la mujer porta en el interior de su útero, va a mostrar una constitución genética en sus células que en parte son conocidas por el sistema inmunitario materno y otra parte desconoce por completo, ya que provienen del aporte paterno. Es decir, este ser vivo, llamado embrión al principio de la gestación, se comportaría como un trasplante «semialogénico»: un «parecido a medias». Este «parecido a medias» podría hacer que el sistema inmunitario de la madre reconociese como algo extraño o mejor dicho semiextraño a ese embrión. Esta falta de parecido total podría dar lugar a la orden de ataque y destrucción del «intruso» (el embrión) por parte del sistema inmunitario materno. De esta forma, aunque el cerebro de la mujer reconozca como suyo aquello que está gestando, su sistema inmunitario no lo va a tener tan claro y puede, en cualquier momento, ponerse en marcha para deshacerse de ese ser semiextraño que la madre lleva inmerso en el interior de su útero. Para que esto no ocurra, el sistema inmunitario de la madre ha de adaptarse a la nueva situación, lo que debe conllevar numerosos cambios en la fisiología femenina que permitan llevar la gestación con éxito hasta el final. Si estos cambios adaptativos no se dan, entonces llega la catástrofe: la pérdida gestacional, el aborto.

Visto lo visto, para que la mujer pueda llevar un embarazo exitoso, lo primero que va a tener que esperar es que su sistema inmunitario se lo permita. Son muchos los cambios hormonales e inmunitarios que se producen durante la gestación. De hecho existe lo que yo llamo una «trinidad fisiológica»: una íntima conexión entre el sistema inmunitario, el sistema endocrino y el sistema nervioso. Esta conexión es tan fuerte, que cualquier cambio o alteración que se de en uno de estos sistemas va a tener repercusión en los otros dos. De este modo, las hormonas que se producen a lo largo de todo el embarazo (como la progesterona, oxitocina, prolactina, etc.) van a traducirse en profundos cambios inmunológicos.

Al principio de la gestación ciertas hormonas van a «desactivar» una parte importante de la respuesta inmunitaria de la gestante, y sobre todo van a modificar el comportamiento y la actividad de ciertas células inmunitarias que están involucradas en un posible ataque y destrucción del embrión. Estas modificaciones inmunitarias en la madre van a tener un claro beneficio directo. El primer beneficio, y el más importante, es que la madre va a poder completar todo el proceso de gestación sin problemas para ella ni su bebé. Un segundo beneficio colateral puede ser que algunas mujeres que padecen ciertas enfermedades autoinmunes, como por ejemplo una artritis reumatoide, al desactivar esa parte del sistema inmunitario también de forma secundaria desconectan la parte del sistema inmunitario que está involucrada en el daño que está siendo causado a sus articulaciones. Por esto, cuando una mujer enferma de artritis reumatoide queda gestante, no es infrecuente que esta desarrolle una remisión completa de la enfermedad durante todo el embarazo, volviendo a «rebrotar» una vez finalizado este. Desafortunadamente esto no ocurre con todas las enfermedades autoinmunes durante la gestación ni en todos los casos.

Las modificaciones inmunitarias que se producen en una gestante pueden ser también un arma de doble filo. Aunque puede comportar el gran beneficio directo de un embarazo exitoso y beneficios indirectos como el que hemos comentado en relación a ciertas enfermedades autoinmunes, estas modificaciones tienen un coste: nada sale gratis en biología. Este coste se traduce en que el embarazo comporta un mayor riesgo para la madre de padecer ciertas infecciones de forma más frecuente y severa. Esas mismas células responsables de un posible aborto, también las utiliza el sistema inmunitario para defender a la mujer frente a infecciones como la gripe, listeriosis, malaria, tuberculosis, lepra, toxoplasmosis y VIH, entre otras. Todas estas infecciones requieren de la activación de esa parte de la respuesta inmunitaria que precisamente la madre modifica para poder seguir adelante con el embarazo. Por consiguiente, aunque este bloqueo inmunitario defiende al embrión del ataque de su propia madre, por otro lado incrementa la susceptibilidad de esta a determinados agentes infecciosos. La futura mamá realmente empieza a sacrificarse por su hijo desde el minuto uno del comienzo de la gestación.

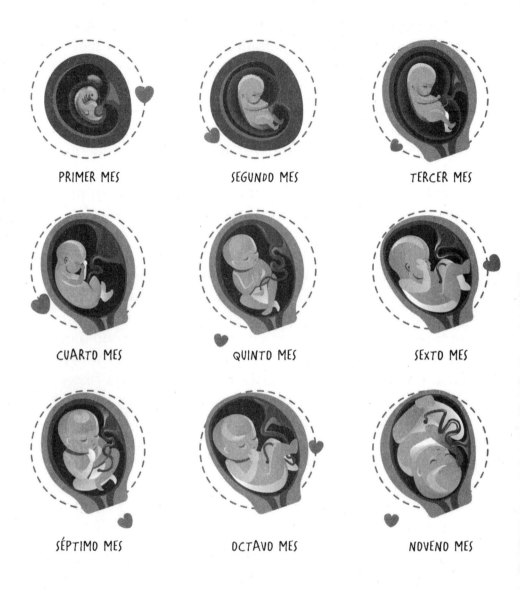

PRIMER MES   SEGUNDO MES   TERCER MES

CUARTO MES   QUINTO MES   SEXTO MES

SÉPTIMO MES   OCTAVO MES   NOVENO MES

La vida fetal se desarrolla en un medio completamente estéril gracias al aislamiento de la placenta.

En algunas ocasiones la mujer no es capaz de regular desde el primer momento del embarazo su sistema inmunitario. La consecuencia final de esto es que se puede originar un fenómeno de «rechazo» que derive en un aborto, el cual puede hacerse repetitivo (pérdida gestacional recurrente), lo que pone en riesgo la posibilidad de cumplir con el intenso deseo de la maternidad.

Esta misma falta de regulación de la respuesta inmunitaria durante el embarazo también parece estar detrás de otros problemas como la conocida preeclampsia. Esta se define como la aparición de hipertensión arterial e insuficiencia renal con pérdida de proteínas por orina, después de la semana veinte de gestación. Puede poner en serio riesgo la salud de la madre y el feto, afectando a entre el 2 % y 7 % de los embarazos. Otras alteraciones, como el retardo de crecimiento fetal intrauterino o los partos prematuros, se han asociado a esta falta de regulación inmunitaria que puede darse en algunas mujeres gestantes. Afortunadamente esto no ocurre en la inmensa mayoría de las mujeres y por eso estamos hoy aquí, disfrutando (unos más y otros menos) de esta vida que papá y mamá nos dieron.

¡ATENCIÓN! DEFENSAS FETALES EN CONSTRUCCIÓN

En las primeras tres semanas de vida embrionaria desde la concepción (fecundación), el embrión está envuelto por una especie de bolsa o saco llamado saco vitelino. A partir de células que componen este saco se van a empezar a formar las primeras células sanguíneas y las «células guerreras» o inmunitarias.

Si todo va bien, una vez terminada la octava semana de gestación, el embrión pasa a denominarse feto, un nombre que lo acompañará hasta que llegue el tan deseado momento del parto. La vida fetal se desarrolla en un medio ambiente completamente estéril. Aun así, es posible que el feto pueda exponerse de forma ocasional a agentes infecciosos provenientes de la madre, que puedan atravesar la placenta. Por esto es importante vigilar durante todo el embarazo, y sobre todo durante el primer trimestre del mismo, a algunos agentes infecciosos que podrían producir graves daños al embrión o al feto que van desde la muerte hasta el nacimiento de bebés con problemas de toda índole (malformaciones, déficits neurológicos, etc.). Es por ello por lo que el ginecólogo indica de forma periódica algunas analíticas que le pueden dar la voz de alarma. Entre ellas se encuentra el famoso perfil TORCH (que viene de Toxoplasma, Rubeola, Citomegalovirus y Herpes), parásito el primero y virus los otros tres. Cada uno de estos puede ser responsable de numerosas complicaciones.

Mientras que el sistema inmunitario del feto se desarrolla de forma adecuada, el increíble y eficaz filtro que supone la placenta lo mantendrá aislado casi de cualquier enemigo infeccioso que pueda estar actuando en su madre, aunque hay algunos microbios «malotes» que pueden llegar a atravesarla.

Durante el tiempo que transcurre dentro del protegido ambiente intrauterino, el embrión primero y el feto después van a ir formando sus distintas células y órganos inmunitarios.

A partir de la novena semana de gestación, es el hígado fetal el que se va a encargar de reemplazar la función del saco vitelino, recogiendo el testigo para continuar con la formación de células inmunitarias. Al quinto mes de gestación, el feto ya tendrá una médula ósea formada y conformada dentro de sus huesos, y es a partir de este quinto mes cuando la médula ósea va a responsabilizarse de seguir formando células inmunitarias durante el resto de la vida del individuo. Esta médula ósea se encargará de producir glóbulos rojos, plaquetas y varios tipos de células inmunitarias, entre las que se encuentran unas con función «comedora», los fagocitos. Estos fagocitos que son capaces de tragarse y destruir cualquier cosa extraña al organismo, ya sea un microbio o restos de células muertas, suelen apellidarse con nombres tan raros como neutrófilos, monocitos/macrófagos o eosinófilos, nombres que habréis visto más de una vez cuando os han hecho un análisis de sangre. Pero la médula ósea también se va a encargar de producir un tipo de célula muy importante llamada linfocito B. Este linfocito B es un tipo de célula cuya función primordial a lo largo de toda nuestra existencia es la de producir ingentes cantidades de unas proteínas llamadas anticuerpos (también llamados inmunoglobulinas), los cuales servirán para defendernos frente a esa multitud de agentes infecciosos que campan a sus anchas en el ambiente y que pueden poner en peligro nuestra vida.

Aunque la médula ósea se va a encargar de producir casi todas las células guerreras de nuestras defensas, hay una en particular que no va a poder producir. Este otro tipo de célula, llamada linfocito T, requiere para formarse de una «escuela propia e independiente». Esta escuela se llama timo, un órgano que se sitúa detrás de nuestro esternón, ubicado en el pecho y por encima del corazón. Quizás os suene más dentro de un contexto culinario la palabra «mollejas» (como las de cordero), que no son otra cosa que timos extraídos de estos gráciles animales y que para muchos de vosotros constituye una verdadera delicia, aunque para mí no.

Pero dejémonos de gustos gastronómicos y vayamos a lo importante. En esta escuela del timo se va a formar un tipo específico de linfocito al que se le va a llamar linfocito T (T de timo). Este órgano se va a encargar de producir gran cantidad de este tipo de células. En esta escuela, la gran lección que tendrán que aprender aquellos que ingresan para ser futuros linfocitos T es a diferenciar lo propio de lo extraño, lo que tienen que atacar y lo que tienen que defender. Cuando nacemos, lo hacemos con un timo bien grande. Conforme van pasando los años, este órgano se va a ir atrofiando, haciéndose cada vez más pequeño hasta convertirse, al llegar a la adolescencia y en la mayoría de nosotros, en prácticamente un resto de grasa.

El timo es una escuela muy dura, en donde aquellas células aspirantes a linfocitos T que «no aprenden» son eliminadas, masacradas, defenestradas sin piedad. Esta eliminación es tan brutal, que solo entre el 5 % y el 10 % de las células aspirantes a linfocitos T que ingresan en el timo acaban «graduándose», madurando para después ejercer su función defensiva. Dentro de estos linfocitos T los hay de varios tipos: unos que actúan como organizadores de batalla llamados linfocitos T helper o auxiliares; otros que actúan como grandes aniquiladores de células infectadas y tumorales como los linfocitos T citotóxicos; y un tercer tipo llamado linfocito T regulador, que actúa controlando la intensidad de la batalla y dándola por terminada cuando el enemigo ha sido destruido.

Pues bien, durante el desarrollo del feto se estarán produciendo todos estos órganos y células, y otros no menos importantes (bazo, ganglios linfáticos, etc.), que conformarán el «armazón inmunitario» del recién nacido, que, si funciona bien, lo mantendrá vivo hasta la senectud.

Llegó la hora del nacimiento y, después de un intenso trabajo de construcción durante los nueve meses de gestación, nacerá un bebé con un sistema inmunitario completo. Un sistema inmunitario completo aunque bastante inexperto para defenderse frente a verdaderos tipos peligrosos como ciertas bacterias, virus y parásitos capaces de producir enfermedades que pueden llegar a ser letales, como meningitis, tosferina, neumonías, diarreas y sepsis. Para defenderse adecuadamente de estos letales microbios durante los primeros meses de vida, la madre durante su embarazo se encargó, en un nuevo acto de inmensa generosidad biológica, de transferir sus propios anticuerpos al feto en desarrollo. Esta transferencia se hace a través de la placenta. Innumerables anticuerpos que viajan por el torrente circulatorio de la madre serán captados por unas células especiales de la placenta que, a través de unos receptores para estos anticuerpos, los captarán y los introducirán en la circulación del feto en desarrollo.

En la sangre de cualquier persona viajan cinco tipos de anticuerpos con función defensiva distinta. Estos anticuerpos o inmunoglobulinas se nombran con las siglas IgM, IgG, IgA, IgE e IgD. Los anticuerpos que más interesan a la madre que lleguen al feto son los de tipo IgG, que suelen ser los más efectivos a la hora de defendernos frente a infecciones, aunque el resto no es que no sirvan, no se interprete esto, por favor. La cuestión es que la madre dona al feto el anticuerpo que considera de más valor, en este caso la IgG. Si la madre pasó el sarampión o está vacunada frente a esta y otras enfermedades, todos estos anticuerpos IgG específicos que viajan por su torrente circulatorio serán transferidos a través de la placenta. Por lo tanto cuando el bebé nazca, lo hará repleto de anticuerpos de la madre que podrán, durante un tiempo más o menos largo, ejercer protección frente a todos estos diablos microbianos que pueden ser bastante dañinos e incluso letales en un recién nacido.

Este trasiego de anticuerpos maternos comienza de forma muy tímida y escasa aproximadamente entre las semanas 8 y 10 de gestación, incrementándose de forma gradual hasta alcanzar un máximo entre las semana 32 y 36. Esto significa que los prematuros nacidos antes de las 32 semanas van a padecer una profunda deficiencia de anticuerpos IgG y por lo tanto un incremento significativo del riesgo de infección.

Hay veces en que esta transferencia de anticuerpos se hace de forma muy poco efectiva, porque la placenta no funciona de la forma correcta. Por ejemplo, sabemos que el parásito de la malaria es capaz de destruir los receptores que captan los anticuerpos maternos. También las mujeres VIH positivas, las malnutridas o con diabetes parecen mostrar alteraciones de esta transferencia. En todos estos casos, el resultado final será el nacimiento de un bebé con pocos anticuerpos maternos y alta probabilidad de desarrollar infecciones frecuentes y severas.

VACUNACIÓN DURANTE EL EMBARAZO

Si lo pensamos bien, aprovechando esto de la transferencia materna de anticuerpos a través de la placenta, podríamos administrar vacunas a la madre para que pudiese producir altos niveles de anticuerpos que pudiesen ser transferidos al feto. Estos anticuerpos le servirían para hacer frente a algunas enfermedades infecciosas que pueden ser extremadamente graves en un recién nacido, como por ejemplo una gripe, un tétanos o una tosferina. Es por ello por lo que a la mujer gestante se le aconseja vacunarse frente a estas enfermedades. En el caso de la gripe, esta vacuna no solo va a servir para proteger al bebé cuando nazca, sino que también va a proteger a la madre. Aunque la gripe en una mujer no gestante normalmente produce en la mayoría de los casos un cuadro leve o moderado, en una embarazada este virus puede comportarse de una forma mucho más agresiva o virulenta.

Lo mismo ocurre con la vacunación de la embarazada frente a la tosferina. La vacunación de las embarazadas evita entre el 78 % y el 91 % de las tosferinas en lactantes menores de dos meses, y su efectividad para prevenir la hospitalización del bebé ronda el 90 %.

Otra vacuna que puede administrarse durante el embarazo es la del tétanos, para la prevención del tétanos neonatal. La vacunación en países en vías de desarrollo, donde el tétanos neonatal acababa con miles de vidas de recién nacidos, ha resultado milagrosa en la prevención de esta terrible enfermedad.

En base a lo anterior, nos debe de quedar claro que vacunar a la mujer durante su embarazo es una estrategia que no solo persigue su salud, sino también, y sobre todo, cumplir con el objetivo de salvaguardar la salud del bebé mientras este va «adiestrando» a su sistema inmunitario durante su primer año de vida. Desde aquí un mensaje para las mujeres que estén en este momento embarazadas o pretendan estarlo, recuerde que cuando su ginecólogo le diga que se vacune de estas enfermedades no es solo para proteger su salud, sino la de su futuro bebé. No hacerlo podría ser un gran error.

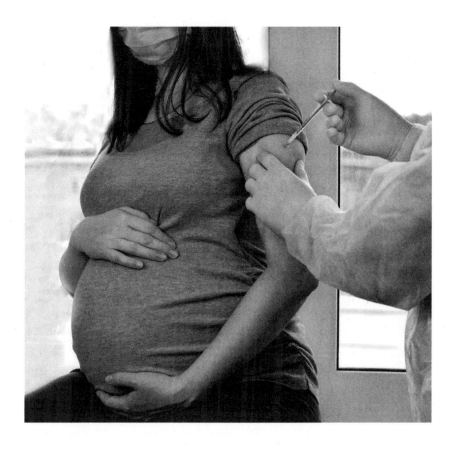

Durante el embarazo es posible recibir las vacunas de la gripe, tosferina o tétanos para proteger tanto a la mujer como al bebé.

3.
LAS DEFENSAS DEL RECIÉN NACIDO: LO BUENO Y NO TAN BUENO DE UN SISTEMA INMUNE INEXPERTO

Aunque en pleno siglo XXI nos parezca mentira, la principal causa de muerte infantil en el mundo siguen siendo las enfermedades infecciosas. Son los recién nacidos el grupo de edad que más mortalidad presenta. Pero, ¿por qué?, ¿qué tiene un recién nacido o un niño pequeño para ser susceptible a padecer infecciones más frecuentes y graves? Para responder a estas cuestiones, debemos de explicar cómo funciona realmente el sistema inmunitario de un niño/a cuando nace.

INMUNIDAD DEL RECIÉN NACIDO

Cuando nacemos, una vez que estamos fuera del cómodo ambiente del útero donde nuestra madre nos ha alojado durante nueve meses, salimos de un ambiente estéril proporcionado por el seguro «refugio uterino», para entrar en otro cargado de microbios. ¡Bienvenido al mundo microbiano!, podríamos jalear en cuanto el bebé tiene su primera toma de contacto con el mundo exterior.

Una vez el bebé ha nacido, el principal estímulo para que su sistema inmunitario madure de forma adecuada es someterse al desafío constante de estos innumerables microbios constituidos por una legión de bacterias, virus, hongos y parásitos: el 99 % de ellos absolutamente inocuos para el recién nacido.

No es raro escuchar a muchas personas haciendo la clásica aseveración de que los niños «nacen sin defensas», y por eso son más proclives a desarrollar más infecciones. Craso error. A no ser que el bebé traiga consigo algún problema que afecte de forma directa a sus defensas (de esto ya hablaremos en siguientes capítulos), un recién nacido normal, nacido en su tiempo y con un peso normal para su edad gestacional, está dotado de un sistema inmunitario completo: no le falta de nada. Eso sí, algunas de sus células y funciones inmunitarias no van a presentar la capacidad de un individuo sano adulto. Se trata más bien de un sistema inmunitario «inexperto», más que de una ausencia de capacidad inmunitaria o de «nacer sin defensas».

Los recién nacidos presentan un número de linfocitos mayor que los adultos (a esto se le llama linfocitosis fisiológica). Sin embargo no hay que engañarse con los números. No solo es suficiente presentar un número elevado de linfocitos o de otro tipo de células defensivas, sino que estas células defensivas también tienen que ser activas y funcionales. La mayoría de estos linfocitos que presenta un recién nacido son linfocitos B, aquellos que producen anticuerpos. El problema con esos linfocitos B de los recién nacidos es que todavía son muy inexpertos y no van a poder fabricar anticuerpos en la cantidad y con la calidad deseable para luchar frente a ese 1 % de microbios que pueden ponerlo en serio peligro. Hasta que el niño/a no cumpla diez años de vida, seguirá teniendo un número elevado de estos inexpertos linfocitos B, aunque evidentemente sus defensas van a ir funcionando mejor conforme transcurre el tiempo.

Además, hay otra cosa que impide que los linfocitos B del recién nacido produzcan anticuerpos de la forma adecuada, al menos durante el primer año de vida; y no es que no pueda, es que ¡su madre no le deja!

Hemos descrito en el capítulo anterior como la madre a lo largo del embarazo, y sobre todo en el último mes de gestación, transfiere al feto una gran cantidad de anticuerpos a través de la placenta. Esto implica que el recién nacido va a nacer, de forma normal, repleto de estos anticuerpos que su madre le ha donado a través de este tráfico placentario. No cabe ninguna duda de que esos anticuerpos van a proteger durante un tiempo al recién nacido, sobre todo durante los primeros meses de su vida, ya que es la época más peligrosa para infectarse de forma más grave. Por lo tanto, la madre va a asegurar que su bebé pueda estar en las mejores condiciones inmunológicas para que salga adelante.

Que levante la mano aquel/aquella de nosotros/as que tiene o ha tenido una madre que cuando ibas a hacer cualquier tarea, como por ejemplo arreglar tu habitación, entraba y te decía que no lo habías hecho bien y finalmente era ella quien se ponía a arreglarla mientras tú la mirabas intentando aprender (aunque esto último no es universal). Pues bien, aquí pasa algo similar; mientras los anticuerpos maternos están circulando y presentes en el recién nacido, la madre no va a dejar a este que produzca sus propios anticuerpos. Son estos anticuerpos maternos los que van a ejercer la función de defender al recién nacido hasta que este no sea suficientemente capaz de producir los suyos de la forma más adecuada posible. Si los pensamos bien, esto es un arma de doble filo, puesto que mamá no te va a dejar aprender y madurar hasta que esos anticuerpos donados por ella desaparezcan.

Normalmente estos anticuerpos empiezan a desaparecer de forma importante de la circulación del bebé a partir de los seis meses de edad, pero esto va a depender del tipo de anticuerpo. Así, por ejemplo, los anticuerpos frente a la tosferina pueden durarle al recién nacido hasta tres meses, mientras que los del sarampión hasta un año. Sea como fuere, una vez comienza la desaparición de los anticuerpos maternos de la circulación del bebé, este tomará las riendas de su sistema inmunitario y empezará a formar sus propios anticuerpos. Claro está que a lo largo de este proceso se dará un fenómeno conocido como brecha o valle inmunitario. Resulta que llegará un momento en que el número de anticuerpos maternos ha bajado mucho porque se están gastando y esto coincide con que el bebé está empezando a formar los suyos, pero todavía están en poca cantidad. En esta brecha, que coincide con una baja concentración de anticuerpos maternos y una baja concentración de anticuerpos producidos por el bebé, es donde este va a ser más susceptible a desarrollar infecciones.

Pero además, un recién nacido presenta otras funciones inmunitarias no del todo aprendidas que le van a poner en riesgo superior si lo comparamos con niños mayores o adultos. Por ejemplo, los recién nacidos encuentran dificultades para hacer respuestas adecuadas frente a ciertos microorganismos. Existen bacterias que están envueltas en una capa o cápsula de azúcar (polisacáridos). Ejemplos de este tipo de bacterias son los conocidos neumococos (*Streptocococcus pneumoniae*), meningococos (*Neisseria meningitidis*) o *Haemophilus influenzae*. El problema con los niños menores de dos años y sobre todo los recién nacidos es que son incapaces de producir anticuerpos que se peguen eficientemente a esa cápsula de polisacáridos. Eso hace que los recién nacidos puedan generar graves infecciones por estos microorganismos (meningitis, neumonía, septicemia, etc). Afortunadamente, la vacunación frente a estos patógenos durante los primeros meses de vida va a lograr prevenir la mayoría de estas graves infecciones. Solo cuando el bebé cumpla los dos años de vida estará dispuesto a producir de forma más efectiva por sí solo estos anticuerpos que necesita para defenderse de esos enemigos implacables, que aunque están rodeados de una cápsula de azúcar no son nada «dulces», sino todo lo contrario... te pueden amargar la vida.

¡MAMÁ, TENÍA PRISA Y HE NACIDO ANTES DE TIEMPO!

El parto pretérmino se define como aquel que se produce entre las semanas 28 a 37 de gestación. Afecta a entre el 5 % y 10 % de los embarazos. No solo constituye un problema para la mujer embarazada, sino también y mucho para el recién nacido, ya que se asocia con un gran número de problemas en este, que pueden llegar a ser muy graves. Son muchos los factores que predisponen al parto prematuro o pretérmino. Entre ellos destacan:

- —Enfermedades de la madre: infecciones de vías urinarias, vaginales o sistémicas; enfermedad renal; cardiopatías; alteraciones del tiroides; diabetes; y anemias severas.
- —Historial previo de abortos o partos prematuros.
- —Alteraciones y patología del útero, como tener miomas.
- —Edad de la madre inferior a 18 años o superior a 35 años.
- —Patología placentaria (placenta previa, desprendimiento de placenta...).
- —Entorno laboral estresante y agotador.
- —Exceso de actividad física.
- —Embarazo múltiple.
- —Malformaciones fetales.
- —Preeclampsia.
- —Alcoholismo y/o drogadicción.
- —Ser fumadora de más de diez cigarrillos al día.
- —Malnutrición materna (desnutrición u obesidad).
- —Nivel socioeconómico bajo.
- —Violencia de género (abuso físico, sexual o emocional).

En cualquier caso, el que la madre reúna uno o más de estos factores de riesgo no significa que vaya a tener un parto prematuro, pero sí un incremento significativo de la probabilidad de sufrirlo.

Si un recién nacido a término, en su tiempo, nace con muchas de sus funciones inmunitarias a «medio gas», no hay que pensar mucho en el problema que supone

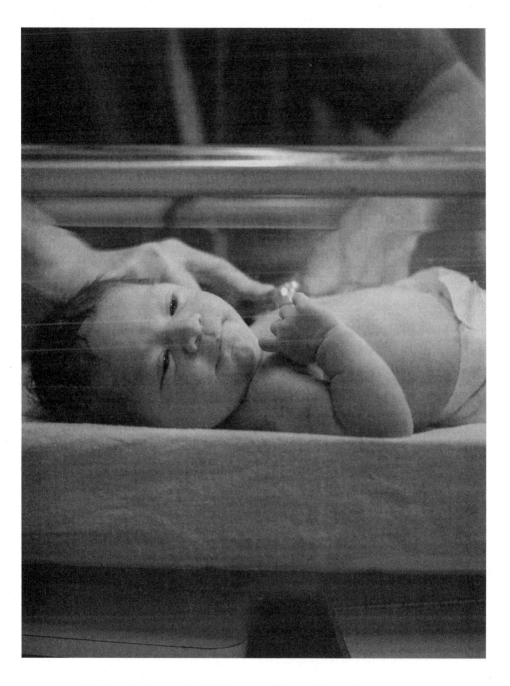

El sistema inmunitario de un recién nacido es inexperto, y en el caso de un prematuro presenta deficiencias severas.

nacer antes de tiempo. El bebé prematuro puede presentar numerosos problemas derivados de la inmadurez de sus órganos, entre ellos los pulmones, el tubo digestivo o el cerebro. Y como no podía ser menos, el bebé prematuro también va a presentar una destacable inmadurez de sus funciones inmunitarias, lo que se va a reflejar en un grado de indefensión mayor frente al medio ambiente microbiano externo. No existe ninguna duda al respecto: una menor edad gestacional puede significar más problemas y más serios.

¿Y qué es lo que le ocurre al sistema inmunitario de un bebé prematuro? Pues algunas de las cosas que le va a ocurrir es que, por ejemplo, su piel, mucosa digestiva y respiratoria van a producir una cantidad menor de algunas sustancias conocidas como PAM (péptidos antimicrobianos), los cuales tienen una función protectora muy importante frente a ciertos agentes infecciosos como bacterias, hongos, algunos virus y parásitos.

También, durante el último trimestre del desarrollo fetal, las glándulas sebáceas de la piel del feto producen una especie de cera llamada *vernix caseosa*. Esta cera recubre y protege toda la piel del recién nacido de la invasión microbiana, ya que contiene múltiples PAM y ácidos grasos, que acidifican la piel e impiden la infección. Como esta capa cerosa protectora se produce fundamentalmente durante los tres últimos meses de la gestación, un bebé prematuro va a tener una menor producción, y por lo tanto va a estar más expuesto y vulnerable a la infección.

Por si esto fuese poco, los ya conocidos neutrófilos, cuya función primordial es comer microbios (técnicamente se llama fagocitar), en los prematuros presentan una menor capacidad de acceder de forma adecuada al lugar donde se está produciendo la infección.

Pero aquí no termina la cosa. Los prematuros también presentan una severa deficiencia de anticuerpos de tipo IgG (sobre todo los nacidos antes de la semana 28) y producen menos interferón; una molécula que emplea el sistema inmunitario para defenderse de las infecciones producidas por virus.

No cabe duda, por lo tanto, de que nacer de forma prematura conlleva un incremento muy importante de la susceptibilidad a padecer infecciones. Los prematuros no están suficientemente capacitados para enfrentarse al ambiente extrauterino sin ayuda médica, presentando entre tres y diez veces más riesgo de infección que un nacido a término.

Evidentemente no va a ser igual un prematuro de 35 semanas que uno de 25, ya que este último de seguro va a presentar más problemas orgánicos en general e inmunológicos en particular. Así, aquellos recién nacidos con una edad gestacional menor o igual a 28 semanas van a presentar un riesgo relativo de muerte neonatal precoz 426 veces mayor que uno nacido a término, en su tiempo.

Otro problema importante que puede presentar el bebé al nacer es su bajo peso. Se considera como bajo peso al nacimiento a aquellos bebés que nacen con menos de 1500 gramos de peso. Esto también comporta un alto riesgo inmunológico, y sobre todo para aquellos clasificados como de «extremadamente bajo peso al nacer», con pesos inferiores a 1000 gramos. Estos niños que no han crecido bien dentro del útero materno suelen tener, cuando nacen, una cantidad menor de algunas células inmunitarias como linfocitos y neutrófilos. Esto también predispone a estos bebés a padecer un número mayor de infecciones y más severas en muchos casos, incrementándose igualmente la tasa de infecciones y de mortalidad.

4.

NACIMIENTO Y EXPOSICIÓN A LOS MICROBIOS DEL AMBIENTE: UNA NECESIDAD VITAL

Se denomina microbiota al conjunto de microorganismos que se localizan de manera normal en distintos lugares de la anatomía corporal. Cada zona anatómica del cuerpo va a tener su propio y característico conjunto de microorganismos. Incluso, dependiendo de los tipos de bacterias que encontremos, podremos averiguar con un alto porcentaje de acierto de qué zona del cuerpo proviene la muestra. Esta microbiota normal está en relación simbiótica comensal con el hospedador; es decir y para que todos nos entendamos, que obtienen ventaja tanto el individuo colonizado (en este caso nosotros) como el colonizador/es (los microorganismos). Nosotros les damos cobijo y les aportamos nutrientes, mientras ellos nos ayudan en la digestión del alimento; la producción de vitaminas; nos protegen contra la colonización de otros microorganismos, que pueden ser potencialmente dañinos; producen sustancias neurotransmisoras, que intervienen en nuestro comportamiento; y regulan nuestro sistema inmunitario, entre un millón de funciones más. Y ahí lo dejo.

MICROBIOTA Y DEFENSAS

La microbiota que reside en nuestro sistema digestivo ejerce distintas funciones, pero no solo a nivel del propio sistema digestivo sino también del resto de órganos, incluido el cerebro. Esta microbiota que comprende miles de especies bacterianas, pero también muchos virus, algunos hongos y protozoos, ejerce numerosas funciones que son superimportantes, entre las que destacan:

— PRODUCCIÓN DE VITAMINAS (B, C, K). Indispensables para el desarrollo nervioso, el sistema inmunitario, el tejido conjuntivo o la coagulación sanguínea.
— PRODUCCIÓN DE ÁCIDOS GRASOS DE CADENA CORTA Y MEDIA. Estos regulan la función inmunitaria, estableciendo un estado de anti-inflamación saludable.
— DEGRADACIÓN DE ALIMENTOS «NO DIGERIDOS». Algunas moléculas que acompañan a muchos alimentos no podrían ser digeridas sin la ayuda de bacterias que producen enzimas que rompen proteínas, grasas e hidratos de carbono, que serían indigeribles en ausencia de estos amigos microbianos.
— MANTENIMIENTO DE LA INTEGRIDAD DEL EPITELIO INTESTINAL. Una microbiota sana mantiene la barrera intestinal cerrada a elementos nocivos para que no puedan penetrar en la vía sanguínea y así poder alterar nuestra salud general. Por ejemplo, se ha visto que un epitelio permeable incrementa de forma significativa el paso de moléculas procedentes de microorganismos o incluso bacterias completas al torrente circulatorio, desper-

tando «señales de peligro» en el sistema inmunitario, lo que implica poner en marcha el proceso inflamatorio a nivel de todo el organismo.

—PROTECCIÓN FRENTE A BACTERIAS PATÓGENAS (llamado fenómeno de exclusión competitiva). Los microbios «buenos» previenen y evitan la colonización por parte de los microbios «malos». Esto lo hacen no solo ocupando el espacio físico para que estos malos malísimos no puedan asentarse, sino que también producen sustancias químicas (una especie de antibióticos) que son capaces de aniquilar a estos peligrosos invasores.

—INCREMENTO DE LA ABSORCIÓN DE MINERALES COMO EL CALCIO.

—FUNCIONES METABÓLICAS (degradación de colesterol, urea y ácidos biliares).

—PRODUCCIÓN DE HORMONAS Y NEUROTRANSMISORES, como por ejemplo la serotonina, molécula que interviene en nuestra conducta y funciones neuropsicológicas, influyendo en nuestro estado de ánimo; capacidad de percepción; comportamiento irascible o agresivo; apetito; memoria; sexualidad; y en la atención. No es extraño pensar que una alteración de la microbiota pueda tener algo que ver con alteraciones psicológicas.

Aparte de todas estas funciones cruciales, la microbiota digestiva modula de forma muy importante la capacidad defensiva de nuestro organismo, induciendo modificaciones vitales en el funcionamiento del sistema inmunitario. Por ejemplo y como ya se ha comentado, una función muy interesante de la microbiota digestiva es la producción de ácidos grasos de cadena corta, como el butirato, propionato y acetato, los cuales a su vez van a ejercer distintas funciones en el tracto gastrointestinal. Así, el butirato, proveniente de la digestión de fibras y producido por algunas bacterias intestinales, desarrolla varias acciones muy importantes como son:

—ESTIMULA LA PROLIFERACIÓN DE CÉLULAS NORMALES E INHIBE LA DE CÉLULAS ANORMALES DEL EPITELIO INTESTINAL.

—CONTRIBUYE A LA REGENERACIÓN Y RENOVACIÓN EPITELIAL.

—INCREMENTA LA PRODUCCIÓN DE PÉPTIDOS ANTIMICROBIANOS (PAM): antibióticos naturales que protegen de posibles invasores indeseables.

—ESTIMULA LA PRODUCCIÓN DE LA IgA SECRETORA. La IgA es el anticuerpo protector de las mucosas por excelencia. Protege tanto a la mucosa digestiva como a la respiratoria y a la genito-urinaria. Tiene numerosas funciones y no solo la de pegarse a posibles agentes infecciosos, sino que también es capaz de pegarse a las bacterias «buenas», construyendo una especie de entramado o red que las mantiene a todas unidas. Esta estructura ofrece una mayor resistencia al posible arrastre que estas bacterias pueden sufrir al paso de los alimentos por el tubo digestivo. Además y por si esto fuese poco, parece tener también una función anti-inflamatoria.

—GENERA UN AMBIENTE ANTI-INFLAMATORIO, «tolerante», a través de la estimulación de los llamados linfocitos T reguladores que ya vimos en el primer capítulo, y cuyo principal cometido es mantener controlado ese fuego interno que es la inflamación descontrolada.

LA MICROBIOTA Y SU IMPORTANCIA EN EL DESARROLLO DEL SISTEMA INMUNITARIO DEL RECIÉN NACIDO

El nacimiento supone la salida de un medio estéril (dentro de una bolsa llena de líquido amniótico que a su vez se sitúa en el útero materno), a un mundo dominado por microbios. Esto supone una elevada pero también necesaria exposición a diversos tipos de microorganismos. Así que en cuanto la madre rompe aguas, el bebé va a entrar en una primera fase de contacto con los microbios del ambiente materno. Si nace por vía natural, se va a tener que someter a un «rito de iniciación microbiano» donde, a su paso por el canal vaginal, va a verse expuesto a millones de microbios que pueblan esta zona anatómica de la mujer. Después de sacar la cabecita por el orificio vaginal, la cabeza y la boca del bebé se va a orientar a la zona anal de la madre, por lo que va a exponerse a una segunda ola de microbios procedentes de la vía digestiva de la madre. De hecho, no es extraño que durante el proceso y el trabajo del parto la madre defeque, permitiendo esto un mayor contacto con la microbiota digestiva materna. Todo esto puede sonar un poco vomitivo, pero la naturaleza que es sabia se ha «inventado» estas formas con objeto de que en cuanto nazca el bebé pueda tener contacto con cuantos más microbios buenos mejor. Esto va a permitir que la piel y, sobre todo, la mucosa digestiva del recién nacido sean colonizadas rápidamente por estos microorganismos procedentes de la madre.

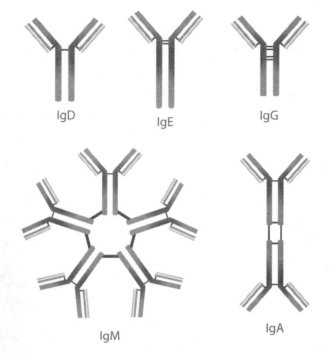

Hay cinco tipos de anticuerpos, las inmunoglobulinas
IgG, IgM, IgA, IgE e IgD.

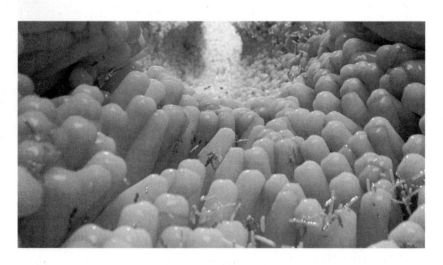

El intestino puede albergar entre 500 y 1000 especies de
bacterias, que conforman la microbiota intestinal.

Ahora el recién nacido ha pasado de ser un individuo que vivía en un ambiente estéril a uno completamente colonizado por miles de millones de bacterias. A las pocas horas del nacimiento, el intestino del bebé ya empieza a encontrarse colonizado por bacterias, llegando a encontrarse un número tan elevado como 10^{10} bacterias por gramo de heces a la edad de siete días. Por supuesto que esto ha de ser considerado otro regalo de mamá, porque gracias a estos microbios el bebé va a poder sobrevivir, ya que es absolutamente indispensable para la maduración y el buen desarrollo de su sistema inmunitario y de su salud futura.

La microbiota no se establece de forma definitiva en el niño/a hasta que cumple los dos o tres años de vida. Sin estos pequeños seres microscópicos, nuestra vida se vería en serias dificultades para seguir adelante desde que nacemos.

Ni que decir tiene que cualquier perturbación en esta microbiota puede comportar un mal funcionamiento futuro de las defensas del niño/a, haciendo que se incremente de forma significativa el riesgo de padecer ciertos trastornos inmunitarios como alergias o enfermedades autoinmunes, entre otras. Esto significa que algunos factores perturbadores, como el nacimiento por cesárea, el abuso de tratamientos antibióticos o una dieta incorrecta, pueden alterar significativamente la composición y el correcto funcionamiento de la microbiota. Estos factores que alteran la calidad de la microbiota también van a alterar consiguientemente la calidad inmunitaria del niño e incluso a la larga del futuro adulto.

Dicho esto, hemos de tener claro que, en términos de adquisición de microbiota, no va a ser lo mismo nacer por cesárea que por vía natural. Si el parto es natural, la colonización del recién nacido se va a dar fundamentalmente por especies bacterianas como *Escherichia coli*, *Prevotella* sp, *Streptomyces* sp, *Lactobacillus* sp y especialmente *Bifidobacterium bifidum*. Los nacidos por cesárea tienen más *Staphylococcus* sp, *Klebsiella* sp y *Enterobacter* sp. Estas últimas especies bacterianas que colonizan a los niños nacidos por cesárea promueven la producción de ciertas sustancias por parte del sistema inmunitario que pueden promover el desarrollo de enfermedades alérgicas, como la dermatitis atópica o el asma.

Además de estos efectos, la microbiota puede modular la respuesta inmunitaria tanto local como sistémica. Actualmente existe un enorme interés en saber hasta qué punto, por ejemplo, la microbiota puede influenciar la respuesta a la vacunación. En relación a esto, trabajos pioneros demuestran que la microbiota puede ejercer un papel importante en la respuesta a ciertas vacunas. De hecho, se ha demostrado que la alteración que ejercen los antibióticos sobre la microbiota, provocando la llamada disbiosis (alteración y desequilibrio de la microbiota), puede tener impacto en la eficacia de determinadas vacunas.

En definitiva y como decía el gran filósofo Platón: «Tus bienes y tus males dependen de aquellos con quienes más te hayas juntado».

5.
INFECCIÓN E INMUNIDAD:
LA ETERNA BATALLA

Vivimos y nos desarrollamos en un mundo dominado por seres microscópicos invisibles a nuestra vista. Virus, bacterias, hongos y parásitos campan a sus anchas fuera y dentro de nuestro cuerpo. También, a lo largo de nuestro desarrollo, nuestras células pueden sufrir cambios y mutaciones que lleven al surgimiento de una nueva estirpe celular, que se salta a la torera todas las reglas y normas de división controlada que han de cumplirse dentro de nuestro cuerpo. A estas células alteradas que constituyen una amenaza interna para el cuerpo las llamamos cáncer.

Durante el proceso de la evolución se ha ido conformando y desarrollando un sistema cuya función primordial es la de defendernos frente a estas amenazas externas e internas: el sistema inmunitario.

Los microbios por su parte no se han quedado atrás en este proceso evolutivo. Han desarrollado mecanismos que incrementan su éxito a la hora de establecerse en los organismos a los que infectan. Muchos de estos microbios se han hecho con estrategias para superar las defensas del cuerpo, produciendo desde toxinas y moléculas que atacan a las propias células del sistema inmunitario, hasta mecanismos de escape que el mismo mago Houdini envidiaría.

Esta enorme diversidad de estrategias y mecanismos para poder sobrevivir dentro del organismo ha hecho que el sistema inmunitario haya tenido que evolucionar y perfeccionar sus métodos de defensa y ataque. La evolución conjunta del sistema inmunitario y de los patógenos determina el que cada uno de ellos vaya haciéndose más complejo con el paso del tiempo. En esta lucha ancestral sin cuartel, los humanos, animales y plantas hemos tenido que desarrollar exquisitos mecanismos defensivos frente a estos microbios y parásitos.

Uno de los primeros mecanismos defensivos que se implantaron tempranamente en la evolución fue el establecimiento de una serie de estructuras, que a modo de «muros de contención» frenaran o al menos dificultaran la invasión por parte de los microbios. Entre estas barreras físicas destacan principalmente la piel y las mucosas del aparato digestivo, respiratorio y genito-urinario.

En el caso de que estas barreras fuesen superadas, habrá una segunda línea de defensa esperando a estos dichosos microbios que a toda costa quieren y necesitan infectarnos para su propia supervivencia. Si los invasores logran superar estos muros, se encontrarán cara a cara con una serie de células cuya característica fundamental es que son grandes y efectivas devoradoras. Los fagocitos (que es así como llamamos a estas células devoradoras) tienen la capacidad de «papearse» al enemigo y destrozarlo internamente, haciéndolo trizas.

Pero existen supermicrobios que pueden superar, no con cierta dificultad, esta segunda línea de defensa. Si esto ocurre, entonces se tendrán que enfrentar con otra respuesta de tercer nivel, donde participan células más «refinadas», capaces de llevar a cabo acciones que van desde fabricar proteínas defensivas, llamadas anticuerpos, hasta producir células «asesinas», cuyo principal cometido es aniquilar, matar y destruir células enfermas, como aquellas que han sido infectadas y otras como las células cancerígenas. Si estos mecanismos y líneas de defensa son superados, lo llevaremos muy, pero que muy mal.

PRIMERA LÍNEA DE DEFENSA: BARRERAS DE CONTENCIÓN FRENTE A LA INFECCIÓN

Desde que el niño nace está constantemente sometido a la acción de microbios, tanto «buenos» como «no tan buenos». A partir de este momento nos referiremos a estos últimos con el apodo de «patógenos». Pues bien, en cuanto nacemos nos encontramos atenazados por multitud de microbios entre los que se encuentran algunos patógenos con unas ganas terribles de entrar en nuestros cuerpos. Necesitan vivir, nutrirse y multiplicarse, y para no perecer están dispuestos a invadir cualquier organismo que se les ponga por delante. Los hay a los que les gusta más tu perro o tu gato y otros a los que les gusta más tú o tu hijo/a pequeño/a. Los hay a los que les gusta instalarse en el pulmón, otros en el riñón y otros en el intestino. Es la eterna historia de la vida; la historia entre infección e inmunidad, comer o ser comido. Y esto ocurre minuto a minuto, día tras día, años tras año. Gracias a la presencia de un verdadero ejército inmunitario formado por un conjunto de células y moléculas que actúan de forma maravillosamente coordinada, la inmensa mayoría de las veces tú o tu «peque» ni os daréis cuenta de esta batalla ni de estas agresiones microbianas. Y es que el ejército inmunitario se encuentra en constante vigilancia. No duerme, no descansa. Está alerta las 24 horas del día, 365 días al año. Si lo tratamos bien desde pequeñito y nuestra genética es la adecuada, no nos fallará.

Cuando nace un bebé, ya cuenta con una serie de barreras físicas y químicas que van a protegerlo de las infecciones. La piel y la mucosa de los aparatos digestivo, respiratorio y genito-urinario constituyen verdaderos muros de contención para los microbios patógenos, impidiendo que puedan invadir el organismo y producir enfermedad. La piel, la barrera física más externa, consta de una capa más superficial formada por numerosas capas de células: la epidermis. La parte más externa de la epidermis está formada por células muertas rellenas de una proteína llamada queratina, que impermeabiliza la piel y nos aísla del medio externo. Las mucosas están revestidas por capas de células llamadas epiteliales, que se encuentran estrechamente unidas entre sí impidiendo que los patógenos puedan acceder al interior a través de ellas.

Pero estas barreras no solo son de tipo físico, sino que también son capaces de producir sustancias químicas que previenen y hacen frente a los posibles microbios invasores. Las secreciones producidas por la piel y mucosas, como el sudor, moco, saliva, orina, lágrimas y leche, contienen sustancias que aniquilan bacterias y virus. Proteínas como las mucinas del moco, por ejemplo, bloquean la adherencia de los microbios patógenos a los epitelios. El moco «sucio» y cargado de microbios y partículas adheridas en el aparato respiratorio es eliminado a través del mecanismo de la tos. El flujo de la orina es capaz de barrer o arrastrar muchas bacterias de las vías urinarias. Si se produce una infección en el intestino, la diarrea y los vómitos ayudan a expulsar a los patógenos. Las secreciones producidas a nivel vaginal y el pH ácido que se genera a este nivel protegen de la invasión por parte de bacterias y hongos patógenos. Este pH ácido vaginal se consigue gracias a la acción de bacterias ácido-lácticas o lactobacilos ubicados en la vagina. Estas bacterias fabrican ácido láctico a partir del glucógeno (glucosa «apelmazada»), almacenado en las células epiteliales de la vagina. Las niñas presentan a la semana de su nacimiento un pH vaginal ácido, situación que dura entre dos y tres semanas. Posteriormente, en la etapa de lactante y preescolar, se produce una atrofia de la mucosa vaginal y los lactobacilos desaparecen. Esto induce un incremento del pH vaginal el cual pasa de ácido a alcalino, lo que puede hacerla más susceptible a las infecciones en este órgano.

Estos son algunos ejemplos de diferentes mecanismos que se establecen a nivel de estas barreras. Pero no nos quedamos ahí. Estas barreras pueden proporcionar también una fuerte protección produciendo una especie de antibióticos, antifúngicos, antivirales y antiparasitarios de amplio espectro. A estas sustancias se les llaman genéricamente proteínas y péptidos antimicrobianos. Muchas de ellas tienen nombres bastante extraños como la psoriasina, producida por la piel y que muestra una potente actividad frente a algunas bacterias que normalmente se encuentran en el intestino, como la famosa *E. coli* (*Escherichia coli*). Esto explica el por qué la piel humana es resistente a la infección por esta bacteria a pesar de que metamos las manos en pura caca. Otras son las defensinas, que son capaces de matar a una amplia variedad de bacterias y virus. O las catelicidinas con función similar. Frente a los hongos tenemos algunas como las histatinas, las cuales se encuentran en alta concentración en la saliva. A nivel de la piel también podemos encontrar algunos muy específicos como la dermicidina, un implacable exterminador de bacterias y hongos.

Como ya vimos, la *vernix caseosa* es una cera que recubre y protege la piel del recién nacido frente a la infección. Esto se debe a que contiene múltiples proteínas y péptidos antimicrobianos, además de ácidos grasos que acidifican la piel. Recuerde que esta capa cerosa protectora se produce durante los tres últimos meses de la gestación.

Otra proteína, llamada de Tamm-Horsfall (en honor a sus descubridores), es producida normalmente por los riñones y eliminada por la orina en grandes cantidades. Esta proteína es capaz de unirse a algunas bacterias limitando su movimiento, actuando así como mecanismo de barrera frente a la infección.

En definitiva, desde que nacemos contamos con estas barreras que forman el primer muro de contención físico y químico frente a los patógenos, lo cual se lo pone tremendamente difícil. Cualquier apertura, fallo o defecto en estos muros podrá facilitar el que estos rufianes microbianos puedan generar un serio problema.

SEGUNDA Y TERCERA LÍNEA DE DEFENSA: EL EJÉRCITO INMUNITARIO DEL NIÑO

Si las barreras de contención fallan, el niño va a contar con una segunda línea de defensa constituida por numerosas células de distintos tipos. Estas células de defensa son verdaderos soldados microscópicos que trabajan llevando a cabo estrategias de defensa y ataque, que sorprenderían al mejor de los generales. A este conjunto de células se les denomina genéricamente glóbulos blancos o leucocitos.

A los glóbulos blancos o leucocitos podemos encontrarlos prácticamente en cualquier lugar del cuerpo; desde la sangre hasta el mismo cerebro. En muchos lugares de nuestra anatomía estas células se aglomeran formando verdaderos acuartelamientos a los que llamamos órganos linfoides. La médula ósea, el bazo, los ganglios linfáticos o el timo son ejemplos de estos.

Dentro de este ejército encontramos toda clase de soldados especializados en distintas funciones. Hay unos que son expertos en devorar microbios invasores y «basura celular» procedente de células que han muerto y se han hecho añicos debido a la infección. A estos los llamamos fagocitos. Dentro de estos fagocitos vamos a tener diferentes tipos de soldados que ejecutan distintas funciones. Seguro que has visto alguna vez un análisis de sangre donde se refleja el nombre de estas células. Unos son los neutrófilos, los fagocitos más comunes, que están principalmente dedicados a matar bacterias y hongos. Son glotones y capaces de, literalmente, reventar comiendo. El pus que se observa en heridas infectadas es un símbolo característico y representativo de la existencia de millones de neutrófilos que han reventado comiendo microbios. Por lo tanto y ante una infección, un análisis de sangre nos permitirá saber si esta infección es importante o no, a través de saber si ha habido variaciones tanto en el número de neutrófilos como en su forma.

Otro tipo de fagocitos son los eosinófilos. Estas células están cargadas de pequeños sacos en cuyo interior albergan numerosas enzimas y otras moléculas capaces de hacer daño al más pintado. Su función primordial es matar o al menos intentar hacer todo el daño posible a gusanos parásitos (técnicamente se llaman helmintos). Al igual que los neutrófilos, son capaces de devorar o fagocitar. Sin embargo, cuando esta célula se enfrenta con un enemigo inmensamente más grande que ella, al que no puede comerse (como es un gusano), entonces no tiene otra cosa mejor que hacer que «vomitar» todo el contenido de sus saquitos encima del parásito, cosa que a este le debe de sentar fatal.

Otras células que forman parte de este ejército defensivo son los basófilos y mastocitos que, al igual que los eosinófilos, sirven para la defensa frente a los parásitos. Estos tres tipos de células también son responsables de las reacciones alérgicas.

Otro tipo de fagocito y gran glotón es el macrófago. No en balde su nombre significa «gran comedor o devorador». Este macrófago no solo es un eficaz soldado que engulle todo lo que se le pone a tiro, sino que también es capaz de estudiar en su interior cuales son los puntos débiles del microbio invasor y presentar trozos de estos a otras células más especiales: los linfocitos.

Linfocitos los hay de muchos tipos. Hay unos llamados linfocitos T porque se producen en el timo, recuerde. Dentro de estos linfocitos T existen verdaderos «boinas verdes» como los linfocitos T citotóxicos, capaces de aniquilar a cualquier célula infectada por un virus, bacteria, hongo o parásito. También son capaces de eliminar células «raras» o transformadas como pueden ser las células de un tumor cancerígeno. Hay otros linfocitos T que actúan como oficiales de rango superior: los llamados linfocitos T4 colaboradores. Se encargan de maquinar estrategias y de organizar la batalla. Algunos virus como por ejemplo el virus del SIDA (VIH), se han especializado en infectar y acabar con estos altos mandos. Haciendo esto, es fácil imaginar el desastre que produce en la respuesta defensiva del organismo.

Otro tipo de linfocito es el linfocito B. Se fabrica en la médula de los huesos (médula ósea). Es una célula superespecializada en producir un tipo de armamento específico llamado anticuerpo o inmunoglobulina (Ig). Dentro de estos anticuerpos existen distintas clases (IgG, IgM, IgA, IgE e IgD), cada una de ellos con una función y cometido específico.

Finalmente, tenemos otro tipo de soldado «boina verde» cuyo nombre ya de por sí describe su principal faceta. Se llaman células o linfocitos Natural Killer (abreviado, linfocitos NK), que traducido literalmente al español significa «asesinas naturales». Creo que esto ya lo dice todo sobre estas células. Al igual que el linfocito T citotóxico, son capaces de aniquilar, matar, destruir a toda célula que aloje en su interior algún tipo de agente infeccioso, eliminando también a células «raras» como las células cancerígenas y otras. Es también una de las responsables de que muchas mujeres tengan abortos de repetición, como veremos en próximos capítulos.

¡RESPONDE HIJO MÍO, RESPONDE!: LA RESPUESTA INMUNITARIA A LA INFECCIÓN

Traiga a su memoria aquella vez (o veces, porque hay niños muy «accidentados») que su hijo llegó a casa con una rodilla o codo heridos por una caída con la bicicleta. Esta herida implica que la barrera física de la piel ha sido dañada, y esto significa para un microbio la apertura de las puertas de la catedral de San Pedro. Cualquier rotura o lesión de la barrera va a facilitar el paso de microbios a zonas más profundas del cuerpo. En cuanto esta primera línea de defensa es superada por esta lesión, en minutos se pone en marcha la segunda línea de defensa que reclutará a los fagocitos devoradores (neutrófilos y macrófagos). Estos intentarán quitar de en medio la mayor parte o todos los microbios que hayan podido penetrar. Si lo consiguen, cosa que pasa en la inmensa mayoría de las ocasiones, entonces la herida curará y cicatrizará sin ningún problema.

Sin embargo, a veces a través de esa barrera rota pueden entrar microbios a mansalva que presentan un grado superior de agresividad, o lo que yo llamo un «máster en virulencia». Si esto ocurre, la cosa se puede poner difícil para esa segunda línea de defensa. El microbio en cuestión puede ser un gran productor de toxinas con capacidad para matar a fagocitos, por ejemplo. Si han pasado ya varias horas desde la entrada del poderoso microbio invasor y este no ha podido ser eliminado por los fagocitos, entonces se va a poner en marcha la tercera línea defensiva. Para que esto ocurra, se ha de producir una secuencia que recuerda a las películas épicas. Cuando una de las dos facciones en disputa va perdiendo, normalmente hay una escena en la que un alto mando da la orden a algún soldado para que vaya en busca de ayuda. Pues eso mismo ocurre en la respuesta inmunitaria. Cuando los fagocitos se dan cuenta de que no van a poder con tan potente contrincante, alguno de ellos se escapa del lugar donde está teniendo lugar la batalla (lugar de infección) y va en busca de ayuda a un cuartel cercano (que siempre los hay). Este cuartel puede ser un ganglio linfático que se localiza próximo al lugar de la contienda. En ese cuartel del ganglio linfático estarán esperando un montón de linfocitos con ansias de ponerse en marcha. Así que nuestro querido y extenuado fagocito procedente del lugar de infección entrará en el cuartel y dará la voz de alarma sobre el enemigo que cerca de allí está poniendo en riesgo la integridad del organismo. A partir de este momento los linfocitos cogerán el testigo y una ingente cantidad de linfocitos T y B trazarán estrategias más efectivas y poderosas frente al implacable invasor. Los linfocitos T darán orden a los linfocitos B para que fabriquen armamento químico a base de anticuerpos, los cuales actuarán como proyectiles dirigidos contra el microbio invasor. También se dará la orden para que acudan más fagocitos hambrientos al lugar de infección.

Esta respuesta se establece de forma organizada y coordinada. Para comunicarse todas estas células entre sí, emplean «correo químico». Para que un linfocito T le diga a un linfocito B que produzca anticuerpos, necesita producir una serie de moléculas que den esa orden. A estos mensajeros químicos se les llaman citocinas. Cuando estas citocinas se producen en gran cantidad, pueden pasar a la sangre desde el lugar de infección y desde los cuarteles. Si esto ocurre, finalmente las citocinas llegarán y «regarán» todos los órganos del cuerpo.

Esto va a conllevar cambios generales importantes. Cuando estas citocinas llegan al cerebro, por ejemplo, darán la orden de que este produzca un aumento de la temperatura corporal (fiebre), falta de apetito (anorexia) y un cansancio físico y psicológico importante (decaimiento).

La fiebre va a servirle al niño como mecanismo defensivo. Los microbios invasores suelen estar cómodos a la temperatura que un cuerpo humano tiene normalmente (en torno a 36° C). Sin embargo, un incremento de la temperatura los puede sacar de su nivel de comodidad y confort, y ponerlos en verdaderos aprietos. Además, este incremento de temperatura corporal hace que todas las células del sistema inmunitario se vuelvan más activas. Lo de la falta de apetito activada por esas citocinas en el cerebro también constituye un mecanismo para ponérselo difícil al invasor. Limitar el consumo de alimentos es limitar igualmente la disponibilidad de ciertos nutrientes que podrían alimentar a las bacterias. Por si esto fuese poco, si estando enfermos se ingieren algunos nutrientes como las proteínas, estas requieren mucha energía para ser digeridas. Pero la energía no se puede derrochar inútilmente en digerir unas cuantas proteínas, porque se necesita para que el sistema inmunitario la emplee en la guerra que en ese momento está teniendo lugar. Tampoco, en plena guerra inmunitaria, se debe derrochar la energía en ponerse a hacer cualquier tipo de actividad física. Necesitamos ahorrar esa energía y dirigirla hacia las células del sistema inmunitario. El decaimiento que estás viendo en tu hijo cuando se pone enfermo se presta al mismo razonamiento energético: la energía que iba a emplear en jugar un partido de fútbol se debe ahorrar y redirigir no a darle una patada al balón, sino al ejército inmunitario para que este puede darle la patada al microbio invasor. Por lo tanto, el resultado final será que tu hijo no quiera moverse ni jugar siquiera al parchís. Aun así, hay niños y niñas que siguen en sus trece y quieren seguir moviéndose, derrochando toda la energía que puedan. Si esto ocurre, entonces el sistema inmunitario enviará una señal para que a cada movimiento se produzca dolor en los músculos y las articulaciones. Es una forma como otra cualquiera de decirle al niño/a... ¡para de una puñetera vez!

Puedes buscar donde quieras, pero jamás encontrarás a dos personas que tengan un sistema inmunitario idéntico, incluso aunque sean gemelos univitelinos. Algunos niños a lo largo de su vida se pondrán más enfermos que otros, unos desarrollarán alergias, otros enfermedades autoinmunes y otros, afortunadamente la mayoría, no padecerán trastornos inmunitarios.

Aunque el niño nace con un ejército inmunitario poco experimentado y entrenado, con el transcurrir del tiempo este sistema de defensa irá perfeccionando sus capacidades, entrenándose día tras día con enemigos de verdad y no con «actores microbianos». Cuando el niño alcance la adolescencia, poseerá un sistema inmunitario robusto capaz de enfrentarse a estos patógenos de forma más efectiva que cuando era un niño pequeño.

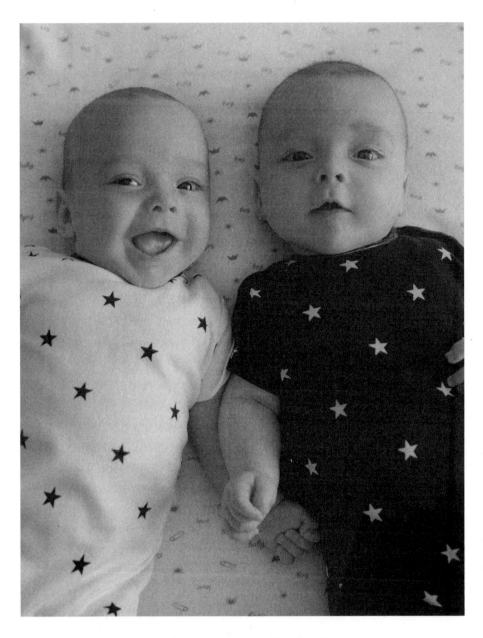

No hay dos personas con idéntico sistema
inmunitario, ni los gemelos univitelinos.

EL RECIÉN NACIDO Y SU RESPUESTA A LA INFECCIÓN

Aunque suene repetitivo y cansino, no me canso de decirlo. Cuando un bebe nace, este va a pasar de un ambiente prácticamente estéril como es el interior del útero materno a un «mundo microbiano», dominado por pequeños seres microscópicos, la inmensa mayoría de ellos inofensivos y que sobrepasan en número a los microbios dañinos que pueden producir enfermedades.

No nos equivoquemos, el bebé sano nace con un sistema inmunitario completo. El término «inmaduro» puede no ser del todo correcto, así que mejor lo catalogamos de «inexperto» o «poco entrenado». Los recién nacidos pueden hacer buenas y potentes respuestas a la mayoría de las vacunas, y a algunas de ellas, como la de la tuberculosis (BCG), la hepatitis B o la polio oral (OPV), responde incluso mejor que niños mayores y que los adultos. No obstante es cierto que algunas funciones inmunitarias del neonato presentan un grado de funcionamiento menor al que tienen los niños mayores y los adultos, aunque esto parece que puede «entrenarse». Esta falta de «entrenamiento» es lo que hace que un recién nacido tenga mayor predisposición a padecer más infecciones y más graves.

Se piensa que esta falta de funcionamiento por parte de algunas células como los linfocitos B, que se encargan de producir anticuerpos, se debe al bloqueo que los anticuerpos de la madre ejercen sobre estas células en el recién nacido. Así que aunque los anticuerpos que la madre pasa a través de la placenta van a proteger al recién nacido de muchas infecciones, a su vez no van a dejar que el bebé produzca sus propios anticuerpos hasta que los maternos desaparezcan, cosa que ocurre entre los seis y doce meses después del nacimiento. Esto sin duda constituye un arma de doble filo.

Por otra parte, existen unos linfocitos B «especiales», que son responsables de fabricar un tipo de anticuerpo llamado IgG2. Este anticuerpo está especialmente diseñado para aniquilar bacterias que en su superficie externa tienen una especie de protección formada por azúcares, llamada cápsula polisacárida. Dicha estructura le sirve a estas bacterias para adherirse a la superficie de cualquier tejido, y también como muralla defensiva frente al ataque de anticuerpos e incluso de antibióticos. Algunas de estas bacterias son de sobra conocidas, como *Neisseria meningitidis*, *Streptococcus pneumoniae*, *Haemophilus influenzae* o *Streptococcus agalactiae*, entre otras. Estas bacterias son capaces de producir infecciones como meningitis, neumonías, otitis, sinusitis, septicemia, etc. Como bien es conocido, son precisamente estas bacterias las que representan el mayor peligro potencial para los recién nacidos, y es por ello por lo que es tan importante proteger a estos con vacunas que prevengan estas infecciones desde muy pequeños. Pero no nos desviemos del tema. Como decía, la IgG2 está producida por un tipo de linfocito B que no se encuentra en cualquier sitio. Esta célula se encuentra en una zona muy particular del bazo, ese órgano que se localiza en la parte izquierda de nuestro abdomen y que desarrolla importantes funciones inmunitarias. Lo que ocurre cuando un bebé nace, es que su bazo va a tener muy pocos o ninguno de estos linfocitos B «especiales», por lo que hasta que no pasen dos años de vida, no va a poder producir el anticuerpo IgG2 en cantidades adecuadas. No hay que ser muy intuitivo para darse cuenta de que esto va a predisponer a estos niños menores de dos años a padecer de forma frecuente y muchas veces grave infecciones por estas bacterias «capsuladas». Esto, claro está, si no lo remediamos con una vacunación que haga que el neonato produzca otro tipo de anticuerpos con los que compensar esta falta, y por ello es tan importante vacunarlos frente a estas infecciones desde muy pequeñitos... repito e insisto.

Mientras el bebé va creciendo durante su primer año de vida, los anticuerpos maternos irán desapareciendo, lo que es una señal para que el bebé se ponga a trabajar y comience a producir sus propios anticuerpos. Si hace su trabajo como debe, lo normal es que a los doce meses de vida el retoño presente un nivel de anticuerpos propios que estarán en una concentración de alrededor del 80 % de los que presenta un adulto. Pero cuidado... cantidad y calidad no siempre van juntos, de tal forma que aunque la cantidad de anticuerpos es ya casi parecida al de un individuo adulto, la calidad o funcionamiento de los mismos no será del todo igual: digamos que estos anticuerpos recién creados por el bebé no van a tener el mismo nivel de experiencia que los de un adulto a la hora de neutralizar a un microbio dañino.

6.

LACTANCIA NATURAL: LA INCREÍBLE AYUDA EXTRA DEL PECHO MATERNO

Como ya se ha comentado en los capítulos anteriores, después de abandonar el útero materno, los recién nacidos se ven expuestos a una masiva colonización microbiana. Y aunque el recién nacido sea capaz de generar respuestas defensivas, no es infrecuente que estas puedan ser poco efectivas, sobre todo en algunas situaciones y para algunos microbios implacables.

Con objeto de compensar este contratiempo, nuestras madres intentan por todos los medios compensar esa falta parcial de eficacia defensiva mediante estrategias de «asistencia inmunitaria». La transferencia de anticuerpos maternos a través de la placenta de la que ya hemos hablado y la inestimable ayuda de la transferencia de anticuerpos, y otros factores, a través de la lactancia natural, dándole el pecho, constituyen dos grandes actos de «entrega inmunitaria materna».

El amamantamiento va a aportar al bebé dos elementos muy importantes pero claramente diferenciados: el calostro y la leche. El calostro es una especie de «brebaje defensivo» fabricado por las glándulas mamarias durante el embarazo y secretado en la primera succión del pecho que hace el bebé después del parto. Dicho brebaje está compuesto por gran cantidad de anticuerpos y montones de otras proteínas, grasas y carbohidratos especiales. Todo un supersuplemento. Este calostro es la primera leche que se produce y su duración está entre los dos y cinco días, antes de que se empiece a producir la leche definitiva. El calostro es un alimento ideal y primordial, ya que constituye una segunda vía de inmunización para el recién nacido, además del aporte nutricional que supone. Presenta una mayor densidad y es más pegajoso que la leche. Por su color dorado o amarillento, al calostro lo apodan «oro líquido», aunque este color va a depender de la mama que lo produce, siendo a veces más oscuro y otras veces más claro.

Además, el calostro ejerce una acción laxante que permite que el bebé haga «popó» con frecuencia. Esto le ayuda a vaciar los intestinos de los restos de meconio, que son unas heces verde-oscuras muy pegajosas. Al defecar con frecuencia, también se reduce el riesgo de que el bebé sufra ictericia, ya que la acción laxante del calostro ayuda a expulsar del organismo del bebé un producto llamado bilirrubina, derivado de la destrucción de los glóbulos rojos.

El calostro y la leche, además de constituir una excelente fuente de nutrientes, contienen numerosas células y moléculas con capacidad antimicrobiana como enzimas (lisozima); lactoferrina; anticuerpos; moléculas que modulan la inmunidad, llamadas citocinas; fracciones del complemento; oligosacáridos; nucleótidos; lípidos; oligoelementos (zinc, cobre, magnesio...); y hormonas que interaccionan entre sí y con las superficies mucosas respiratoria y digestiva, dotando al recién nacido de una inmunidad de forma pasiva, y proporcionando un ambiente anti-inflamatorio.

No hay duda de que la lactancia natural materna proporciona una buena protección frente a numerosas infecciones durante el periodo de lactación. La OMS (Organización Mundial de la Salud) ha determinado que el incremento de un 40 % de la lactancia natural en recién nacidos es capaz de disminuir un 66 % la mortalidad por diarrea y un 50 % por neumonía en la población infantil. Por si esto fuese poco, la lactancia materna también muestra efectos a largo plazo años después de que esta haya finalizado. Se ha observado, por ejemplo, que varias vacunas muestran un mejor nivel de protección en niños que han sido amamantados naturalmente si lo comparamos con niños que han sido alimentados con leches artificiales. También parecen existir evidencias de que la lactancia materna disminuye el riesgo de padecer ciertas enfermedades alérgicas como la dermatitis atópica (hasta en un 48 %) o el asma (hasta un 30 %). En oposición a esto, un controvertido estudio hecho a gran escala en Berlín sugirió que en niños de padres atópicos (alérgicos), la prevalencia de dermatitis atópica en sus primeros siete años se incrementó por cada mes adicional de lactancia materna.

Se ha sugerido igualmente que la lactancia materna facilita e incrementa la tolerancia inmunitaria, por lo que puede contribuir de forma significativa a una disminución del riesgo de padecer enfermedades autoinmunes. Algunos trabajos han demostrado que los niños amamantados naturalmente presentan un riesgo menor de enfermedad de Crohn y colitis ulcerosa. También se ha observado que podría ser un factor protector frente al desarrollo de otras enfermedades autoinmunes como la diabetes mellitus tipo 1.

Algunos de los numerosos componentes de la leche materna.

PROTEÍNAS

α-lactoalbúmina, β-lactoglobulina, caseínas, enzimas, factores de crecimiento, hormonas, lactoferrina, lisozima, IgA secretora

---

NITRÓGENO NO PROTEICO

α-amino nitrógeno, creatina, creatinina, glucosamina, ácidos nucleicos, nucleótidos, poliaminas, urea, ácido úrico

---

LÍPIDOS

Ácidos grasos, fosfolípidos, esteroles, triglicéridos

CÉLULAS

Epiteliales, linfocitos, macrófagos y neutrófilos

CARBOHIDRATOS

Lactosa, oligosacáridos, glicopéptidos, factores bífidus

VITAMINAS

Biotina, colina, folato, inositol, niacina, ácido pantonténico, riboflavina, tiamina, B12, B6, C
Vitaminas liposolubles (A,D,E,K), carotenoides

MINERALES E IONES

Bicarbonato, calcio, cloro, citrato, magnesio, fosfato, potasio, sodio, sulfato
Cromo, cobalto, cobre, flúor, yodo, hierro, manganeso, molibdeno, níquel, selenio, zinc

---

COMPONENTES MOLECULARES

Dentro del contenido proteico del calostro y la leche, destacan una serie de proteínas entre las que cabe resaltar las siguientes:

—INMUNOGLOBULINAS/ANTICUERPOS. El calostro, y en menor medida la leche, contienen una gran concentración de anticuerpos dirigidos frente a distintos microbios patógenos. Estos anticuerpos representan aquellos formados por la madre a lo largo de su vida. La concentración de dichos anticuerpos va a ir decayendo durante la lactación por lo que el niño tendrá que compensar esta caída de anticuerpos con una mayor ingesta de leche. Aunque en la leche materna podemos encontrar todos los tipos de anticuerpos (recordemos que hay cinco tipos: IgG, IgM, IgA, IgE e IgD), es un tipo especial de anticuerpo llamado IgA secretor (IgAs), el que predomina de forma muy importante (80-90 % del total de anticuerpos del calostro y la leche). Esta IgAs está encargada de la defensa de las mucosas (digestiva, respiratoria, genito-urinaria, etc). Tiene propiedades no solo anti-infecciosas, sino también anti-inflamatorias, y además no consume energía durante su acción.

—LACTOFERRINA. Es una proteína formada en el hígado y cuya misión fundamental es unirse al hierro y retirarlo de los tejidos infectados. Este «secuestro» del hierro se hace con objeto de que las bacterias presentes en el foco de infección no puedan consumir este preciado metal. Para las bacterias patógenas el hierro constituye un factor fundamental que contribuye de forma importante a su crecimiento y desarrollo, pudiendo incluso incrementar, gracias a ella, su nivel de agresividad o virulencia. Por lo tanto, la lactoferrina desarrolla una función bacteriostática (lo que significa que bloquea la multiplicación y crecimiento de las bacterias) en el intestino del recién nacido. Además, es capaz de destrozar directamente algunas bacterias, virus y hongos. Por si esto fuese poco, también muestra actividad anti-inflamatoria.

—LISOZIMA Y LACTOPEROXIDASA. La lisozima, descubierta por Alexander Fleming (sí, sí, el mismo que descubrió la penicilina), es una enzima capaz de matar a las bacterias degradando su pared, habiéndose comprobado también una cierta acción frente a virus. Actúa de forma sinérgica con la lactoferrina. La lactoperoxidasa es otra enzima con capacidad anti-microbiana, que basa su acción en que, en presencia de peróxido de hidrógeno (H_2O_2 o agua oxigenada, sin más), es capaz de generar una reacción química letal para las bacterias.

—HORMONAS Y FACTORES DE CRECIMIENTO. Algunas hormonas son capaces de ejercer un efecto directo sobre la glándula mamaria con objeto de incrementar la producción de leche. Entre estas hormonas se encuentran la insulina, la prolactina y las hormonas esteroideas. Además, la leche incluye otras hormonas cuyo principal objetivo es contribuir al crecimiento, la maduración y el desarrollo de diversos tejidos y células sanguíneas en el niño.

—Citocinas. Desarrollan un papel muy importante en la leche humana. Tienen importantes propiedades inmunológicas. Incrementan la capacidad de fagocitosis (el poder de comer de los fagocitos); promueven el crecimiento y diferenciación de linfocitos B (las células que producen anticuerpos); y suprimen la producción de IgE (anticuerpo responsable de las alergias).

Otros componentes no proteicos de la leche incluyen:

—Lípidos. La mayoría son triglicéridos. No solo tienen una función nutricional, sino que algunas grasas de la leche pueden tener función antiviral y antiprotozoaria, por ejemplo, frente a *Giardia intestinalis*, un parásito frecuente responsable de gastroenteritis en niños y adultos inmunodeprimidos.

—Carbohidratos. La lactosa y otros azúcares son los principales carbohidratos de la leche materna. Promueven el crecimiento de lactobacilos y bifidobacterias, impidiendo el crecimiento y la invasión por parte de bacterias patógenas. Además, muestran capacidad anti-inflamatoria.

—Antioxidantes. Vitamina E, vitamina C, betacaroteno y glutatión-peroxidasa, entre otras, pueden eliminar radicales libres oxidantes que causan daño a los tejidos, induciendo también un ambiente anti-inflamatorio.

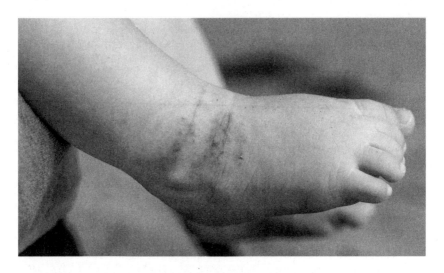

La lactancia materna disminuye el riesgo de que el bebé padezca enfermedades como la dermatitis atópica, entre otras muchas.

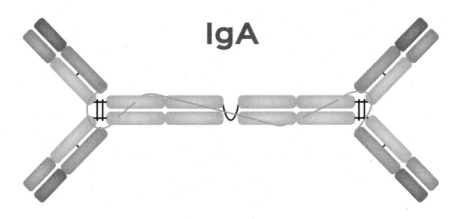

La inmunoglobulina A secretora (IgAs) es el anticuerpo protector de las mucosas que predomina en el calostro y la leche materna.

COMPONENTES CELULARES

Además de ser una secreción muy rica en moléculas bioactivas como las que hemos visto, la leche humana también incluye numerosas células, y entre ellas leucocitos o glóbulos blancos. La concentración de estos leucocitos es mayor en el calostro y disminuye durante el primer mes de lactación. Entre estas células se encuentran neutrófilos y macrófagos (los dos grandes comedores glotones) y linfocitos.

Hace más de veinte años se demostró que los niños que tienen una buena lactancia natural materna presentan un timo más grande que los niños que no la reciben. Además se verificó que cuando cesa la lactancia materna, disminuye de forma significativa la producción de linfocitos en este este órgano. Este efecto de la leche materna sobre el desarrollo del timo se debe, de forma muy importante, a la presencia en esta de determinados factores que en madres que sufren de malnutrición bajan su concentración. Esto contribuye al desarrollo deficiente del timo en el lactante, influyendo por lo tanto sobre su calidad inmunológica.

MICROBIOTA DEL CALOSTRO Y LA LECHE MATERNA

Varios estudios demuestran que el calostro y la leche materna no son solo una fuente de moléculas y células inmunitarias, sino que también aporta una ingente cantidad de bacterias comensales con potencial probiótico. La leche de cada mujer va a tener unas características microbiológicas únicas. Se calcula que un bebé ingiere al día unas 10^5-10^7 bacterias a través de la toma de unos 500-800 ml de leche. La mayoría de estas bacterias son sacarolíticas (capaces de romper los azúcares) y ácido-lácticas. *Lactobacillus, Lactococcus, Bidifobacterium, Pediococcus, Staphylococcus, Enterococcus y Leuconostoc* son los géneros de bacterias más predominantes. También y gracias a las técnicas de detección molecular avanzadas, se ha podido determinar la presencia de otros géneros como *Clostridium, Akkermansia y Faecalibacterium*.

La ingesta de algunas cepas de *Lactobacillus* se han asociado a una menor incidencia de enfermedades infecciosas en general (30 % menos), y de gastrointestinales (46 % menos) y respiratorias (27 % menos), en particular. Algunos estudios también han determinado que la lactancia materna incrementa la biodiversidad microbiana, lo que contribuye a equilibrar la balanza hacia un menor predominio de respuestas alérgicas.

Los niños prematuros presentan una mayor tasa de enfermedad y mortalidad por sepsis, meningitis y enterocolitis, entre otras. Pues bien, existen evidencias de que algunos componentes de la leche materna, como anticuerpos y oligosacáridos, protegen frente al desarrollo y gravedad de estas enfermedades.

Además de los efectos y propiedades remarcados, la lactancia natural materna reduce de forma significativa la incidencia de otras enfermedades, como alergias, diabetes tipo 1 y 2, enfermedad celíaca, artritis reumatoide y enfermedad inflamatoria intestinal en niños (fenómeno conocido como *programming*). Otros demuestran que la lactancia materna tiene también un efecto protector frente a enfermedades vasculares y la obesidad, disminuyendo igualmente de forma sensible la incidencia de tumores que afectan al sistema nervioso y linfomas. Algún estudio, incluso, ha demostrado que la lactancia materna contribuye a una menor probabilidad de que el niño desarrolle fiebre después de cualquier vacunación.

No cabe duda de que la lactancia natural materna aporta numerosos beneficios, no solo a nivel nutricional, sino también inmunológico, lo que representa una extraordinaria integración de los mecanismos defensivos entre la madre y el recién nacido. Así que si acabas de ser mamá y tienes posibilidades de dar el pecho a tu hijo, no lo dudes... dar el pecho es siempre la mejor elección.

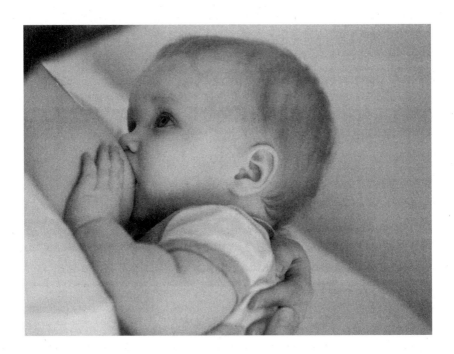

Los niños que disfrutan de lactancia materna presentan un timo más grande, órgano productor de linfocitos T.

7.

MI BEBÉ ESTÁ CONSTANTEMENTE ENFERMO: ¿SERÁ FALTA DE DEFENSAS?

El pequeño Ángel es el hijo pequeño de la familia. El último en llegar. Tiene dos hermanas; Marta de ocho años y María de seis, ambas dos con un aspecto y un desarrollo más que saludable. A los doce meses de edad, Ángel presenta una talla y un peso inferior a la media de otros niños de su edad. Desde que cumplió sus primeros cinco meses, el niño siempre se encuentra enfermo. Sus padres, Teresa y Paco, lo llevan de nuevo a su pediatra porque el niño tiene fiebre de 39° C y le notan la respiración forzada, agitada y rápida. Teresa se muestra muy preocupada porque, en el año de vida que tiene su hijo, ya ha perdido la cuenta de las veces que lo ha llevado al centro de salud y al hospital por distintas infecciones, unas más leves y otras más graves. Esta vez Ángel vuelve a presentar los mismos síntomas que las otras dos veces anteriores cuando se le diagnosticó una neumonía. En cuanto llega al centro de salud y su pediatra explora al niño, decide enviarlo rápidamente al hospital materno-infantil. Se vuelve a repetir la misma historia. En el corto periodo de vida del niño, este ha presentado tres neumonías además de una diarrea recurrente producida siempre por el mismo «bichito»; un parásito microscópico (protozoo), llamado *Giardia intestinalis*, del cual parece que le cuesta trabajo deshacerse. Ya en el hospital, las radiografías y los análisis indican que el pequeño Ángel padece una severa neumonía bacteriana, la tercera. A Teresa le asalta de nuevo la peor de las pesadillas. Anteriormente, el matrimonio formado por Teresa y Paco ya habían perdido a su hijo primogénito, Manuel, a la edad de dos añitos, también por una neumonía complicada. El niño es puesto en tratamiento antibiótico inmediatamente y es remitido al inmunólogo pediátrico para que pueda valorar qué demonios está pasando con el pequeño Ángel.

Como se suele decir en las películas, este relato está basado en una historia real que viven muchas familias donde se han cambiado los nombres de los personajes. Esta historia que podría parecer infrecuente no lo es en absoluto. Cuando Ángel fue estudiado en profundidad por el especialista inmunólogo, se descubrió que padecía una severa falta de anticuerpos. Al no poder producir suficiente nivel de estos anticuerpos, el pequeño es incapaz de hacer frente a ciertas infecciones bacterianas y ciertos parásitos como la *Giardia intestinalis*. Esto se traduce en neumonías y diarreas de repetición e, incluso, si no se trata, en muchos casos algunas de estas infecciones pueden producir la muerte, como pasó con Manuel, el primogénito de la familia. Finalmente el especialista le da un nombre y apellido a la enfermedad de Ángel. Padece una inmunodeficiencia primaria llamada enfermedad de Bruton, también conocida de forma más rimbombante como agammaglobulinemia ligada al cromosoma X (¡hala!, a ver si eres capaz de decirlo de un tirón). La enfermedad de Bruton se caracteriza por una incapacidad total para la producción de anticuerpos. La solución para esta enfermedad pasa por inyectarle mensualmente gammablobulinas (un cóctel de anticuerpos) y administrarle semanalmente antibióticos para prevenir las infecciones, informando a los padres incluso de la posibilidad de un futuro trasplante de médula ósea.

PERO, ¿QUÉ ES UNA INMUNODEFICIENCIA?

Como sé que si no os lo digo os vais a ir directamente a la Wikipedia, os voy a ahorrar el esfuerzo. Las inmunodeficiencias se definen como «aquel estado patológico en el que el sistema inmunitario no cumple con el papel de protección que le corresponde dejando al organismo vulnerable a la infección. Las inmunodeficiencias causan a las personas afectadas una gran susceptibilidad a padecer infecciones y una mayor prevalencia de cáncer».
Las inmunodeficiencias se clasifican en dos tipos:

—INMUNODEFICIENCIAS PRIMARIAS O CONGÉNITAS. Que salvo algunas excepciones se manifiestan desde la infancia y se deben a defectos genéticos.
—INMUNODEFICIENCIAS SECUNDARIAS O ADQUIRIDAS. Son el resultado de la acción de factores externos, como desnutrición, toma de fármacos inmunosupresores (que bajan la inmunidad), cáncer o diversos tipos de infecciones producidas por virus, como el conocido ejemplo del SIDA, producido por el virus VIH (Virus de la Inmunodeficiencia Humana).

A fecha de hoy se han descrito ya más de cuatrocientos inmunodeficiencias primarias o congénitas, aunque las secundarias son mucho más frecuentes. Gracias al avance en las técnicas de diagnóstico genético y molecular, el número y conocimiento de estas enfermedades se amplía cada día más. Las primeras inmunodeficiencias primarias fueron descritas en los años cincuenta del pasado siglo xx.

Aunque gran parte de estas inmunodeficiencias primarias o «falta congénita de defensas» predisponen a infecciones, actualmente se ha puesto en evidencia que muchas de ellas se asocian a otras enfermedades. Esto significa que el paciente con una inmunodeficiencia primaria está predispuesto a padecer de forma más frecuente no solo infecciones, sino también enfermedades autoinmunes como la celiaquía, el hipotiroidismo (tiroiditis de Hashimoto), anemias de origen inmunológico e incluso algunos tipos de cáncer como leucemias y linfomas.

¿NO SE TRATA DE ENFERMEDADES LLAMADAS RARAS?

Las inmunodeficiencias primarias son enfermedades muy infradiagnosticadas, es decir, que a pesar de existir algunas de forma muy frecuente, no se diagnostican porque no se buscan. Aunque ciertamente muchas de las inmunodeficiencias primarias descritas son muy raras en la población, hay otras que son increíblemente frecuentes, siendo la falta de anticuerpos más del 50 %

de las inmunodeficiencias diagnosticadas. Algunas de ellas, como la llamada deficiencia de IgA, pueden llegar a afectar a 1 de cada 200-500 personas. De hecho, estudios actuales nos hablan de una prevalencia media de estas inmunodeficiencias primarias de 1 entre 1200 personas, siendo al menos tan frecuentes como otras enfermedades entre las que se encuentran la fibrosis quística o la diabetes tipo 1. Es posible incluso que alguno de nosotros, individuos adultos, presente algún tipo de inmunodeficiencia y que jamás lo hayamos sospechado ni nosotros ni nuestro médico. En cuanto a la gravedad, hay algunas que son más graves y otras que son menos. Por ejemplo, la falta de IgA citada no suele producir ningún tipo de problema importante en la mayoría de las personas que presentan esta deficiencia.

¿TIENEN TRATAMIENTO?

Tradicionalmente el tratamiento de este tipo de inmunodeficiencias, con la excepción del trasplante de médula ósea y más recientemente la terapia génica, ha sido un tratamiento llamado de soporte. Esto significa poner en muchos casos gammaglobulinas de forma periódica, y antibióticos para intentar prevenir el mayor número posible de infecciones así como su gravedad. Sin embargo, en estos últimos años, las investigaciones más punteras han puesto a disposición de los enfermos la aplicación de la llamada Medicina Personalizada y de Precisión (MPP). El descubrimiento y la comprensión de los mecanismos moleculares que subyacen en estas enfermedades, junto a los avances en el desarrollo de fármacos inmunomoduladores, ha abierto la posibilidad de tratamientos personalizados dirigidos a dianas concretas.

MI HIJO DE TRES AÑOS SIEMPRE ESTÁ ENFERMO CON MOCOS, TOSES Y ALGUNA VEZ QUE OTRA GASTROENTERITIS, ¿TENDRÁ UNA INMUNODEFICIENCIA?

Las infecciones recurrentes son uno de los motivos más frecuentes de consulta en niños sanos. El término «infecciones recurrentes» resulta bastante impreciso. Piense que un niño/a sano/a, sin enfermedad de base conocida, va a tener en su primera infancia una media de 6-8 infecciones de vías respiratorias altas al año. Además si el niño va a la guardería, tiene hermanos pequeños o presenta algún factor predisponente, como por ejemplo asma, el número de estas infecciones puede llegar hasta 10-12 al año. La inmensa mayoría de estas infecciones son banales, fundamentalmente producidas por virus y por lo tanto sin necesidad de tratamiento antibiótico (ya que como sabéis, los antibióticos no sirven para tratar infecciones virales).

Así que, el que un niño pequeño presente numerosos resfriados o procesos respiratorios leves o moderados a lo largo del año no es sinónimo de que esté afectado por ningún tipo de inmunodeficiencia: es algo normal. Ahora bien, si el niño presenta infecciones de repetición graves, como neumonías, otitis bacterianas de repetición, bronquitis, meningitis y otras infecciones severas, es de obligado cumplimiento hacer un estudio para ver cómo funciona su sistema inmunitario.

Como ya hemos comentado anteriormente, las inmunodeficiencias primarias o congénitas son enfermedades infradiagnosticadas y a menudo se diagnostican muy tarde, lo que se asocia a una peor calidad de vida y a complicaciones que en muchas ocasiones son irreparables. En 1994, la Fundación Jeffrey Modell, organización con sede en los Estados Unidos, fundada en 1987 y que tiene como objetivo promover el diagnóstico precoz y el tratamiento de estas enfermedades, desarrolló una tabla con las señales que nos pondría poner en alerta de una posible inmunodeficiencia primaria.

Aunque esta tabla ha sido ampliamente utilizada, trabajos de investigación posteriores han puesto de manifiesto la baja sensibilidad de estas señales de alerta para sospechar una inmunodeficiencia primaria. Los criterios de sospecha de la fundación se centran principalmente en la frecuencia de las infecciones o en la dificultad de tratarlas. Sin embargo, en la actualidad, sabemos que muchas inmunodeficiencias primarias se manifiestan de otra forma, aparte de un mayor o menor número de infecciones y de su gravedad. Por ejemplo, actualmente sabemos que muchos individuos que padecen una inmunodeficiencia primaria la manifiestan debutando con una enfermedad autoinmune o con trastornos de proliferación de los linfocitos que pueden ir desde no cancerosos a linfomas. Así que no es raro encontrar que un niño que padezca una anemia o una falta de plaquetas (trombocitopenia) de origen autoinmune (porque su sistema inmunitario está atacando a estas células) pueda estar afectado de una inmunodeficiencia primaria. Tampoco es extraño encontrar que algunos niños con enfermedad celíaca pueden estar afectados por una deficiencia de anticuerpos, generalmente anticuerpos de tipo IgΛ.

Por consiguiente, ante el diagnóstico de algunas de estas enfermedades infecciosas u otras de tipo inflamatorio, también es de obligado cumplimiento el descartar una inmunodeficiencia primaria. Incluso en un porcentaje significativo de niños con trastornos alérgicos (dermatitis atópica, asma, etc.) podemos encontrar algún tipo de inmunodeficiencia, fundamentalmente de anticuerpos. No se olvide de esto.

Los 10 signos de alarma de inmunodeficiencia primaria
(Jeffrey Modell Foundation Medical Advisory Board)

Cuatro o más otitis medias en un año
Dos o más sinusitis graves en un año
Dos o más neumonías graves en un año
Dos o más meses de tratamiento antibiótico con poco efecto
Fallo de medro
Abscesos profundos en órganos y/o piel
Muguet persistente o candidiasis cutánea después del año de vida
Necesidad de antibióticos intravenosos para eliminar infecciones
Dos o más infecciones sistémicas, incluida septicemia
Historia familiar de inmunodeficiencia primaria

8.

LLEGÓ LA HORA DE LA INMUNIZACIÓN: CÓMO FUNCIONAN LAS VACUNAS Y POR QUÉ SON NECESARIAS

Las vacunas, para bien o para mal, siempre son un tema de actualidad. Es un *top topic* en los medios de comunicación, las redes sociales, en la consulta del pediatra, en conversaciones entre padres en la escuela, entre los educadores y, aún más, en las reuniones de antivacunas.

¿DE QUÉ ESTÁN HECHAS LAS VACUNAS?

Las vacunas son productos biológicos, los cuales pueden contener uno, dos o múltiples componentes principales llamados antígenos. Otros componentes de las vacunas son:

—LÍQUIDO EN SUSPENSIÓN: en la mayoría de las ocasiones se trata de solución salina (como el suero fisiológico) o agua destilada. A veces este líquido puede contener residuos de proteínas o productos derivados de los cultivos donde se han producido las vacunas. Un ejemplo de estos residuos podría ser la presencia de ovoproteínas, en vacunas producidas en huevo (como la de la gripe o la de la fiebre amarilla), que en ocasiones son las responsables de reacciones alérgicas a estas vacunas en individuos que tienen alergia al huevo.

—CONSERVANTES: se utilizan para que la vacuna dure lo máximo posible, es decir, para retrasar su caducidad.

—ESTABILIZANTES: se trata de compuestos como albúmina, aminoácidos o gelatina, que se añaden a las vacunas para mantener en buen estado la estructura de la mezcla. De esta forma las vacunas pueden almacenarse durante largos periodos de tiempo. Estos estabilizantes también pueden ser responsables de que algunos individuos alérgicos a estos compuestos puedan desarrollar reacciones adversas.

—ANTIBIÓTICOS: impiden o previenen que la vacuna se contamine con bacterias.

—ADYUVANTES: son uno de los componentes más importantes de muchas vacunas. Se incluyen fundamentalmente en las vacunas llamadas inactivadas que veremos a continuación. Los adyuvantes son sustancias que se emplean para darle potencia a la respuesta inmunitaria generada por la vacuna, incrementando su capacidad para inducir la protección.

¿POR QUÉ SON IMPORTANTES LAS VACUNAS?

La principal meta de cualquier vacuna es la de producir una respuesta inmunitaria lo más parecida posible a la que se produce durante la infección pero de menor intensidad, con objeto de que el individuo vacunado quede inmunizado frente a la infección. Por lo tanto, la inmunización que se consigue a través de una vacuna se trata de una «teatralización», una imitación de la respuesta inmunitaria que provoca la infección natural.

La vacunación es la forma más segura de proteger a un individuo frente a una enfermedad infecciosa. El dejar que un niño contraiga la enfermedad de forma natural representa un riesgo grave para su salud, lo que podría hacerlo enfermar gravemente y causar efectos a largo plazo. Algunas enfermedades como el sarampión, la meningitis o la sepsis por meningococos y neumococos también pueden ser fatales. Además, la infección natural también permite que la enfermedad se propague de tu hijo a quienes lo rodean, otros niños y adultos (sobre todo aquellos que tienen sus defensas muy tocadas), lo que aumenta el riesgo de que otros se enfermen. Por consiguiente, la vacunación le permite a tu hijo desarrollar inmunidad en un ambiente seguro y controlado sin enfermarse, produciendo una protección para sí mismo y para los demás, ya que disminuye o anula la posibilidad de que pueda transmitir la infección.

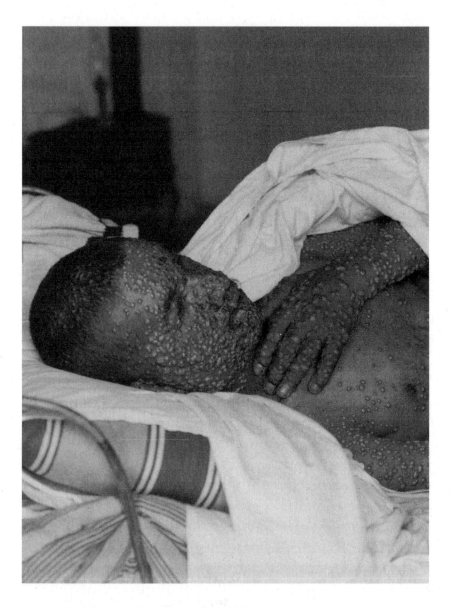

Gracias a las vacunas, la enfermedad de la viruela quedó erradicada en 1980, evitando la muerte de cinco millones de personas al año.

¿ES EFICAZ LA VACUNACIÓN?

La vacunación es extremadamente eficaz, y la mayoría de las vacunas infantiles son eficaces en el 85 % al 95 % de los niños que las reciben. Las vacunas se consideran uno de los mayores logros de la medicina. Se estima que gracias a las vacunas se salvan de dos a tres millones de vidas al año. Enfermedades potencialmente mortales que solían ser comunes en los niños pequeños, como la difteria, el sarampión o la poliomielitis, ahora son relativamente raras o directamente han dejado de existir, como la viruela. Si se examina la historia de las enfermedades prevenibles mediante vacunación, se observa una enorme caída en el número de casos de una enfermedad tras la introducción de una vacuna contra ella. Si no se hubiese erradicado la viruela, ¡causaría cinco millones de muertes al año en todo el mundo!

REQUISITOS QUE DEBE TENER UNA VACUNA

Las vacunas deben reunir una serie de requisitos fundamentales para poder ser administradas:

1. INMUNOGENICIDAD: se define como la capacidad de una vacuna para inducir una respuesta inmunitaria suficientemente importante y de larga duración.

2. ESTABILIDAD: que sea resistente a la degradación física con objeto de que no pierda su inmunogenicidad.

3. SEGURIDAD: que su administración no produzca reacciones adversas indeseables y potencialmente graves.

4. EFICACIA: resultado final cuando la vacuna se aplica a un grupo de individuos en condiciones ideales. La eficacia de una vacuna se mide a través de la llamada fracción prevenible (FP), cuya fórmula es una simple división de porcentajes:

$$\frac{\%\ \text{control no vacunados enfermos o muertos} - \%\ \text{vacunados enfermos o muertos}}{\%\ \text{control no vacunados enfermos o muertos}}$$

Se dice que una vacuna es eficaz cuando alcanza una FP de al menos el 80 %, aunque en el mercado existen algunas vacunas que no llegando a este porcentaje se han aceptado al no haber nada mejor, aparte de haber demostrado su seguridad.

5. EFECTIVIDAD: resultado final cuando la vacuna se aplica en condiciones reales o condiciones de «campo». Mide los resultados y beneficios proporcionados por un programa de vacunación en la población.

6. EFICIENCIA: mide la razón entre la efectividad y el coste de la vacunación para una población dada. Hay vacunas para enfermedades en las cuales, a pesar de una enorme efectividad, su coste impide el que se incluya en un calendario vacunal financiado por el estado.

TIPOS DE VACUNAS

No todas las vacunas son iguales. Los distintos tipos de vacunas se pueden clasificar siguiendo diferentes criterios. Por ejemplo, dependiendo del tipo de microbio que llevan, las vacunas se clasifican en vacunas bacterianas (como la difteria, tétanos, tosferina, neumococos, meningococos, etc.), vacunas víricas (sarampión, rubeola, parotiditis/paperas, gripe, herpes zoster, papilomavirus, etc.) o vacunas parasitarias (malaria, leishmaniosis).

También las podemos clasificar en vacunas llamadas atenuadas o «vivas», las cuales se obtienen a partir de microbios a los cuales se les hace que pierdan su virulencia o «agresividad». Siguen vivitos y coleando, pero sumamente debilitados como para producir una infección «real». Otras son las inactivadas o «muertas», las cuales se obtienen a partir de microbios inactivados o muertos mediante procedimientos físicos (por ej. calor) y/o químicos (formol).

Las vacunas pueden llevar microbios enteros o «trozos» del mismo (técnicamente se les llama vacunas de subunidades).

Algunas incluso son más complejas, elaborándose a partir de genes que producen antígenos en las células del individuo vacunado. Un ejemplo muy reciente es el de las vacunas de ARNm que se están empleando para la COVID-19.

¿SON SEGURAS LAS VACUNAS?

Antes de que una vacuna pueda administrarse a la población, debe pasar por rigurosas y exigentes pruebas. Como todos los medicamentos, las vacunas pasan por muchos ensayos clínicos donde se administran y controlan en grupos de voluntarios. Ningún medicamento puede estar completamente libre de riesgos o ser 100 % efectivo. Sin embargo, los sólidos procesos de concesión de licencias y las pruebas de seguridad garantizan que los beneficios para la salud de los medicamentos que se administran a través de los organismos internacionales y nacionales de salud superen con creces cualquier riesgo. Dado que las vacunas se administran a personas sanas, estas medidas reguladoras son aún más estrictas, lo que significa que el nivel de riesgo aceptable de las vacunas es mucho más bajo que el de otros medicamentos.

SI HAY ENFERMEDADES QUE PRÁCTICAMENTE HAN DESAPARECIDO EN NUESTRO MEDIO, ¿POR QUÉ MI HIJO NECESITA VACUNARSE FRENTE A ELLAS?

A excepción de la viruela, que pudimos erradicar mediante la vacunación, los patógenos que producen enfermedades no han desaparecido, lo que ocurre es que gracias a la vacunación los mantenemos a raya.

Todas las enfermedades contra las que vacunas a tus hijos y a ti mismo siguen existiendo. Por lo tanto, si tu hijo no ha sido vacunado, aún existe el riesgo de que contraiga enfermedades prevenibles y que enferme seriamente. Sabemos que la disminución en las tasas de vacunación puede resultar en la reemergencia de infecciones. Esto está ocurriendo actualmente con enfermedades como el sarampión, donde en 2019 se detectaron unos 850.000 casos en el mundo (aunque se sospecha que es una cifra infraestimada); el número más elevado alcanzado desde 1996. Igualmente ha ocurrido con una enfermedad que estábamos a punto de eliminar, la poliomielitis (abreviado polio), donde, debido a que se ha dejado de vacunar, se han producido en más de diecinueve países (sobre todo africanos) más de veintinueve brotes de esta enfermedad. Y todo porque la tasa de vacunación ha bajado. Por lo tanto, se necesita una vacunación regular para mantener sana a la población infantil, evitando que ocurran estos rebrotes.

Muchas enfermedades infecciosas se transmiten fácilmente de persona a persona, pudiendo infectarse comunidades enteras rápidamente. Si una proporción suficientemente alta de una comunidad está protegida por la vacunación, es difícil que la enfermedad se propague porque la cantidad de personas que pueden infectarse es muy pequeña. A este tipo de protección se le conoce como inmunidad de rebaño, inmunidad colectiva o comunitaria, y es de importancia crucial para algunas personas que no pueden recibir algunas vacunas. Esto puede incluir a aquellos que son demasiado jóvenes, a los que se someten a ciertos tratamientos médicos, como una quimioterapia para un cáncer; tratamiento inmunosupresor para una enfermedad autoinmune; o tienen una afección de salud que afecta la función de su sistema inmunitario (como el VIH).

Para que la inmunidad colectiva o de rebaño funcione, es necesario vacunar a un alto porcentaje de personas de la comunidad. Si las tasas de vacunación en una comunidad no son lo suficientemente altas, dejará a los más vulnerables en riesgo de contraer la enfermedad. Al vacunar a su hijo/a, no solo lo protege a él/ella, sino también a los más vulnerables de su comunidad.

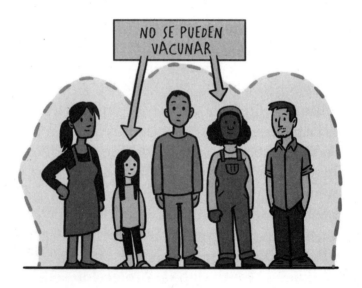

Cuando se vacuna una comunidad, todos están protegidos, incluso aquellos que no pueden vacunarse debido a problemas de salud.

OTROS BENEFICIOS DE LA VACUNACIÓN

Aparte de la principal función de las vacunas, esto es, la prevención de la enfermedad infecciosa de la que estamos vacunando, se están descubriendo otras propiedades de las vacunas que nos están sorprendiendo día tras día. Y es que algunas vacunas parece que no solo desarrollan esta función primordial de prevención de las infecciones, sino que también muestran lo que se ha venido en llamar «efecto heterólogo o inespecífico» de las vacunas, cuyos mecanismos de acción y efectos son variados dependiendo de la vacuna. Este efecto heterólogo o inespecífico se ha visto que puede funcionar no solo para la prevención de enfermedades infecciosas, sino también para otras enfermedades no infecciosas, entre las que destacan enfermedades autoinmunes (diabetes tipo I, enfermedad celíaca...).

Por poner un ejemplo para que lo podamos entender mejor, recientemente se ha descrito el fenómeno llamado «respuesta de inmunidad innata entrenada». Este se basa en que algunas vacunas indicadas para la prevención de ciertas infecciones tienen la propiedad de estimular una respuesta inmunitaria potenciada frente a otras enfermedades infecciosas distintas.

Para aclararlo todavía más pongamos como ejemplo la vacuna BCG frente a la tuberculosis (TBC). Se ha comprobado que la administración de esta vacuna puede incrementar la respuesta frente a infecciones producidas por otros microbios que nada tienen que ver con el bacilo de la tuberculosis. Las personas vacunadas con la BCG presentan una mejor respuesta a infecciones producidas por patógenos como neumococos, estafilococos, virus del papiloma, herpes simple o gripe, pudiendo tener también una mejor respuesta a vacunas como la de la hepatitis B, fiebre amarilla o la polio oral, entre otras. Es por ello que no es extraño que actualmente y en referencia a la COVID-19 producida por el coronavirus SARS-CoV-2, se haya despertado interés en esta vacuna como posible modulador de la respuesta inmunitaria frente a este virus. Actualmente y en relación a esta enfermedad, se están realizando varios ensayos con la vacuna BCG en varios países, incluido España con la vacuna antituberculosa MTBVAC desarrollada por el equipo del doctor Carlos Martín de la Universidad de Zaragoza. Otros estudios publicados demuestran que algunas vacunas como la del rotavirus, que se administra a los niños para la prevención de la gastroenteritis producida por este virus, podría disminuir la probabilidad de padecer una diabetes tipo 1 insulinodependiente, enfermedad celíaca o convulsiones febriles. También se ha descrito que la vacuna frente a la gripe podría reducir de forma significativa el riesgo de infarto de miocardio y de ictus. No cabe duda de que las investigaciones que se están realizando a este nivel en el campo de las vacunas nos están sorprendiendo cada día. Es probable que en un futuro no muy lejano se abran nuevas posibilidades de aplicación de vacunas para la prevención de enfermedades a través de este efecto inespecífico o heterólogo.

VACUNAS Y RESISTENCIA A LOS ANTIBIÓTICOS

La resistencia a los antimicrobianos (RAM) y la mortalidad asociada a infecciones por bacterias multirresistentes a los antibióticos han aumentado a niveles alarmantes en todo el mundo. Tanto es así, que la Organización Mundial de la Salud (OMS) ha promovido una acción mundial de lucha frente a la RAM, respaldada por los gobiernos y las agencias de salud. A fecha de hoy se están discutiendo muchas soluciones potenciales para tratar de atajar el problema como el aumento de la inversión en investigación, el desarrollo de nuevos antibióticos y la reducción del uso de los mismos en la cría de ganado.

Se ha estimado que si el problema sigue este ritmo vertiginoso, para el año 2050 la primera causa de muerte en el mundo serán las infecciones por bacterias resistentes a antibióticos. Se calcula que pueden llegar a perderse diez millones de vidas al año por este tipo de infecciones, una cifra que se sitúa por encima de los 8,2 millones de vidas que se cobra el cáncer anualmente. Han sido varias las causas que han generado este problema, entre las que cabe destacar el uso inadecuado de los antibióticos en la práctica médica; las prescripciones para tratar infecciones bacterianas menores; o infecciones virales y el uso generalizado e incontrolado de antibióticos en animales de producción.

Aunque históricamente las vacunas no han sido suficientemente bien reconocidas como herramientas que podrían ayudar a prevenir y luchar frente a este problema de las resistencias, actualmente tenemos sólidas evidencias científicas de que las vacunas pueden ayudar de forma muy importante a mitigar el problema de la

RAM. Es bien conocido que el uso de vacunas bacterianas previene las infecciones; reduce la necesidad de prescripciones de antibióticos; y minimiza la presión selectiva del fármaco que puede dar lugar a cepas resistentes.

Las vacunas como la del *Haemophilus influenzae* tipo B, que actualmente están en el calendario de vacunación de

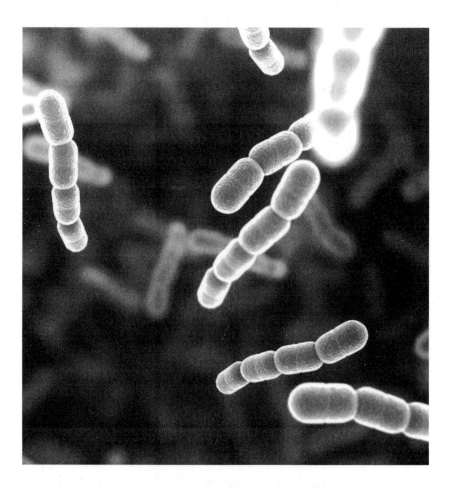

La bacteria *Streptococcus pneumoniae* es la principal responsable de muertes por neumonía y sepsis.

los niños, fueron las primeras vacunas que no solo mostraron una alta eficacia en la prevención de infecciones letales por esta bacteria en lactantes y niños, sino que también redujeron significativamente el uso de antibióticos y, por lo tanto, el desarrollo de resistencia a antibióticos. Poco después de la introducción de esta vacuna, se observó una disminución significativa de bacterias de este tipo resistentes a antibióticos de la familia de las penicilinas.

Otra vacuna muy importante que han demostrado este efecto beneficioso a la hora de reducir la resistencia a antibióticos es la vacuna frente al neumococo (*Streptococcus pneumoniae*). Esta bacteria es la principal responsable de muertes por neumonía, aparte de generar otros problemas graves como la sepsis. La resistencia del neumococo a la penicilina y otras clases de antibióticos también se propagó hace unos años a nivel global, apareciendo cepas resistentes incluso a tres o más clases de antibióticos. Pues bien, desde que se empezaron a administrar las vacunas frente al neumococo en el mundo, se ha dado una reducción significativa en el número de cepas resistentes a estos antibióticos.

A las vacunas de la gripe les pasa un tanto parecido. Las vacunas antigripales no solo previenen la gripe, sino que también disminuyen la probabilidad de infecciones bacterianas secundarias, como neumonía y otitis media. Al prevenir la gripe mediante la vacunación, se previene el desarrollo de infecciones bacterianas secundarias que requieran de tratamiento con antibióticos, y por lo tanto se previene el desarrollo de resistencias indeseables.

Visto el magnífico resultado que tienen estas vacunas en la prevención del desarrollo rápido de RAM, actualmente se está enfocando la investigación al desarrollo de vacunas que prevengan infecciones producidas por microbios que representan actualmente un problema por su alto grado de resistencia. Entre estas bacterias están la llamada *Clostridioides difficile*, principal causa de diarrea infecciosa en hospitales; y el *Staphylococcus aureus*, bacteria causante de numerosas infecciones, que van desde infecciones de la piel a septicemia fatal. Otra bacteria frente a la cual se están desarrollando vacunas es el llamado estreptococo del grupo B o *Streptococcus agalactiae*, bacteria que puede colonizar de forma asintomática la vagina de la mujer y el ano-recto de mujeres y hombres. Las mujeres embarazadas y sus bebés son vulnerables a infecciones por este estreptococo, que pueden llegar a ser muy graves debido a la resistencia de esta bacteria a ciertos tipos de antibióticos como los llamados macrólidos (por ejemplo la azitromicina o la clásica eritromicina). Otras bacterias frente a las cuales se están buscando desarrollar vacunas son las llamadas enterobacterias. Algunas de estas enterobacterias figuran dentro de la «lista negra» de la OMS, debido al alto número de infecciones que producen y su alto nivel de RAM. Enterobacterias como *Escherichia coli*, *Klebsiella pneumoniae* o *Acinetobacter baumannii*, entre otras, generan mucha preocupación.

Finalmente y como no podía ser menos, es prioritario desarrollar vacunas más eficaces frente a la temible tuberculosis, producida por la bacteria *Mycobacterium tuberculosis*. La tuberculosis es la enfermedad infecciosa que posee el triste honor de ser la principal causa de muerte por infección a nivel mundial. Se estima que aproximadamente una de cada tres personas en el mundo están infectadas por esta bacteria, muriendo anualmente entre 1,5 y 2 millones de personas. Mayor peligro supone todavía la emergencia de bacterias tuberculosas multirresistentes a los antibióticos.

9.
ANTIVACUNAS Y FALSA INMUNOLOGÍA: UN DÚO INSEPARABLE

Muchos de vosotros habréis escuchado o leído más de una vez el famoso eslogan de que «las vacunas salvan vidas y constituyen la medida preventiva más eficaz de todos los tiempos». Aun siendo esto una verdad como un templo, todavía hay muchos padres y madres que siguen dudando sobre si vacunar a sus hijos o no. Incluso hay personas que creen que dejar que un niño contraiga el sarampión no es malo, o que la polio es algo lejano a nosotros y solo les pasa a los pobres niños que viven en África.

Las vacunas les generan a muchos un miedo ancestral que les hace dudar. Y aquí es donde un grupo de personas, llamados «antivacunas», entran transformando y distorsionando la realidad, muchas veces con argumentos peregrinos y carentes de conocimiento. Estos argumentos sin la más mínima base científica son peligrosos, porque pueden hacer que la persona que duda decida un no a la vacunación de sus hijos.

Actores y actrices hollywoodenses, como los conocidos Jim Carrey, Robert de Niro o Charlie Cheen, entre otros, han enarbolado públicamente la bandera de los antivacunas, lo que también ha hecho que se ganen un buen puñado de cegados fans antivacunas que harían cualquier cosa por tener un simple autógrafo de tan ilustres y afamados personajes.

Muchos padres han desarrollado fobia a las vacunas y, buscando siempre lo que creen mejor para sus hijos, han decidido no vacunarlos. Detrás de esta decisión, en no pocas ocasiones, hay un trabajo de recopilación exhaustivo aunque equivocado en doctor Google. No es raro que al escribir en la búsqueda las palabras «vacunación + efectos secundarios», «vacunas + muertes» o «vacunas + autismo», por ejemplo, salgan cientos de enlaces a páginas de grupos antivacunas. Y es que los antivacunas ganan en las redes. Se hacen oír más y aprovechan este medio para generar más dudas y más gente «vacunofóbica». Además, para ello utilizan argumentos y se basan en publicaciones no contrastadas, sesgadas, con cero de evidencia científica y en muchísimas ocasiones escritas por ellos mismos. Publican artículos tendenciosos y en, no pocas ocasiones, empleando frases o párrafos de algunos artículos serios, pero sacados de contexto y manipulados. A partir de aquí generan una serie de falsos argumentos que ponen a disposición de todo aquel que «busque la verdad» en internet. Argumentos que son fácilmente echados por tierra a la mínima que busques información veraz y contrastada. Claro que ellos siempre dirán que esta información veraz y contrastada se encuentra bajo palio de una conspiración judeomasónica mundial, donde todos los que trabajamos en esto estamos comprados por Bill Gates, las empresas farmacéuticas y otros disparates por el estilo. Los «provacunas» somos lo peor, y lo único que queremos es ganar mucha pasta y controlar las mentes de los habitantes del planeta a través de introducir «nanochips» en las vacunas, con el objetivo de controlar las mentes de cuantos más mejor. Cuando escucho afirmaciones de este tipo, no sé si reír o llorar desconsoladamente.

De esta forma, mi querido lector, los argumentos «vacunofóbicos» campan a sus anchas en las redes, en libros «alternativos» o en canales de radio y televisión privados y pagados por estos grupos. Sí, sí, como casi todo en la vida, el ser antivacunas está de moda y se ha convertido también para muchos en un negocio lucrativo a base de vender una «vida saludable, ecológica y alternativa».

Son muchos los argumentos «vacunofóbicos» que esgrimen estas personas. Aquí he elegido algunos de ellos y me he permitido el lujo de responder a estos «con-ciencia»:

«¡TANTAS VACUNAS SEGUIDAS EN UN NIÑO PEQUEÑO PUEDEN SATURAR SUS DEFENSAS!»

Susumu Tonegawa, inmunólogo y premio Nobel de Medicina en 1987, calculó que un niño podría responder a la vez a ¡100.000 vacunas! Visto este número resulta ridículo el que diez, veinte o incluso cien vacunas (número al que jamás llegará ni de lejos tu bebé) puedan producir una «sobresaturación» del sistema inmunitario.

«¡CON DARLE EL PECHO YA ESTÁ PROTEGIDO, ASÍ QUE NO LE HACE FALTA NINGUNA VACUNA!»

Como hemos visto en un capítulo anterior, la lactancia materna aporta numerosos beneficios al niño a nivel general e inmunitario en particular. Sin embargo, la lactancia no es capaz de generar «memoria inmunológica» en el bebé. Es por ello por lo que necesitamos de la vacunación para generar dicha memoria inmunológica de larga duración. Además, hay enfermedades frente a las cuales la leche materna no es suficiente como para proteger al recién nacido.

«ES MEJOR QUE PASE LA INFECCIÓN NATURAL QUE VACUNARLO»

No existe ninguna razón científica que justifique esta afirmación. Se ha calculado que, de media, las infecciones naturales producen complicaciones en 1 de cada 1000 niños, mientras que en los niños vacunados se producen complicaciones en 1 de cada 1.000.000. Algunas infecciones, como la del sarampión, se ha observado que producen serias alteraciones inmunológicas. El virus del sarampión no solo es capaz de deprimir el sistema inmunitario del niño a corto plazo, sino que también puede inducir un deterioro importante de la memoria inmunitaria adquirida a largo plazo, induciendo un fenómeno descrito como de «amnesia inmunitaria», lo que causa que el organismo se vea en dificultades para defenderse frente a otras enfermedades. Esta amnesia inmunitaria puede durar mucho tiempo después de la infección natural. Este fenómeno de amnesia inmunitaria no se da con las vacunas.

«LAS VACUNAS PRODUCEN AUTISMO»

El autismo constituye un conjunto muy complejo de trastornos neurológicos. Entre sus síntomas destacan la dificultad para relacionarse con otras personas (lo que conlleva una total falta de interacción social), severas alteraciones del lenguaje, hiperactividad o pasividad extremas, entre otros. La mayoría de estos síntomas suelen aparecer al año y medio de edad. Sus causan se desconocen, aunque se sospecha que influyen varios factores, entre los que se incluyen factores genéticos y ambientales.

La polémica estalla en 1998 con un artículo publicado en la famosa y prestigiosa revista médica *Lancet*. Dicho artículo, publicado como primer autor por el doctor Andrew J. Wakefield, sugería una posible relación entre la vacuna triple vírica (sarampión, rubeola, parotiditis) y el autismo. A posteriori de esta publicación, muy pronto hubo evidencias de falta de rigor en el desarrollo de la investigación, aparte del destape de una trama compleja urdida con fines oscuros, como el de lucrarse con la venta de ¡otra vacuna! desarrollada por este individuo, y donde un señor abogado, llamado

Richard Barr, montó todo el complot. En 2007, las autoridades sanitarias y el Consejo Médico General de Reino Unido pusieron en marcha un proceso de investigación sobre las malas prácticas del doctor Wakefield. En 2010, la misma revista *Lancet* se retractaría, retirando el artículo y pidiendo disculpas. En ese mismo año 2010, el Consejo General de Medicina de Reino Unido falló que Wakefield no era apto para el ejercicio de la profesión, calificando su comportamiento como irresponsable, antiético y engañoso. En 2011 se demostró que había cometido fraude científico al falsificar datos. Entre ellos se demostró que cinco niños ya tenían síntomas neurológicos antes de administrarles la vacuna, y que los pacientes que empleó en su estudio habían sido reclutados durante una campaña antivacunación. Una perla de profesional. Posteriormente, se han realizado gran cantidad de estudios, con el objetivo de evaluar la seguridad de la vacuna triple vírica. En ninguno de ellos se ha encontrado una relación entre la vacuna y el desarrollo de autismo.

«LA VACUNA DTP (DIFTERIA, TÉTANOS, TOSFERINA) PRODUCE LA MUERTE SÚBITA DEL LACTANTE»

Seguimos entre la mitología y las *fake news*. La falsa relación establecida entre la vacunación con DTP y la muerte súbita del lactante se produce cuando se publica que una serie de niños que habían muerto de forma súbita habían sido recientemente vacunados con esta vacuna.

Se han realizado numerosos estudios hasta la fecha, y la conclusión es unánime en todos ellos: que el número de muertes súbitas de lactantes ocurridas es casual y no causal. En otras palabras, la muerte súbita del lactante podría haber ocurrido incluso si no se hubiese administrado la vacuna. De hecho, en algunos de los estudios publicados en la comparación de niños vacunados frente a niños no vacunados, se reportó un menor riesgo de desarrollar muerte súbita en la población de niños vacunados.

«LAS VACUNAS CONTIENEN VENENOS QUÍMICOS COMO EL ALUMINIO, EL FORMALDEHÍDO O EL MERCURIO»

Algunas sales de aluminio (hidróxido de aluminio, fosfato de aluminio, sulfato potásico de aluminio) se utilizan desde hace más de setenta años para mejorar la respuesta inmunitaria en algunas vacunas. A estos compuestos que incrementan la respuesta inmunitaria a una vacuna se les denominan adyuvantes.

La cantidad de aluminio en las vacunas es ridícula. Se calcula que un bebé de seis meses puede recibir alrededor de 4 mg de aluminio con las vacunas. Comparemos esta cantidad con la que recibe un bebé a través de la lactancia materna… 10 mg. O comparemos esa cantidad con la que se recibe si optamos por darle leche artificial en biberón… entre 40 y 120 mg. La mayor parte del aluminio que ingresa en el organismo del niño es eliminado rápidamente a través de la orina o la bilis, en menos de dos semanas. El poco aluminio que pueda quedar retenido en el organismo se acumula en los huesos, encontrándose pequeñas cantidades de este elemento en la mayoría de los órganos. Un individuo adulto puede tener entre 50 y 100 mg de aluminio acumulado en su organismo, proviniendo prácticamente todo de los alimentos. Si ha tomado alguna vez un antiácido, piense que habrá ingerido hasta mil veces más aluminio que una vacuna.

Para que el aluminio sea perjudicial se deben cumplir dos requisitos:

1. Que funcionen mal los riñones.
2. Que se reciban grandes cantidades de aluminio de forma continuada durante meses o años.

La cantidad de aluminio en una dosis de vacuna es tan pequeña, que después de administrarla no es posible detectar un cambio en la concentración de aluminio en la sangre del bebé vacunado. No existe ninguna prueba de que las vacunas que contienen aluminio supongan un riesgo para la salud.

El formol o formaldehído se añade a las vacunas como un conservante. Se encuentra de forma natural en muchos alimentos. De hecho, en una pera o una manzana puede haber más formaldehído que en todas las vacunas que recibe un niño.

En cuanto al mercurio, algunos derivados de este elemento, como el tiomersal, forman y han formado parte de algunas vacunas. Se usan también para que las vacunas no se estropeen, como conservante. Algunos asociaron estos derivados mercuriales al desarrollo de autismo. Sin embargo, no existe ningún estudio mínimamente serio que haya relacionado estos derivados con ninguna enfermedad. Es cierto, el mercurio es tóxico, pero hace falta mucha más cantidad que la que puedan llevar todas las vacunas que les puedas administrar a tu hijo. De todas formas, y debido a la presión social, actualmente en España hace más de veinte años que no se incluyen los derivados mercuriales en las vacunas. Lo puedes consultar en las fichas técnicas de la Agencia Española de Medicamentos y Productos Sanitarios.

«¿PARA QUÉ VACUNAR A MIS HIJOS DE UNA VACUNA FRENTE A UNA ENFERMEDAD QUE YA NO EXISTE EN NUESTRO PAÍS?»

Así de primeras, podría responder a esta pregunta diciendo que quizás «la enfermedad no existe porque estamos vacunando frente a ella». Pero lo vuelvo a repetir, los patógenos no desaparecen de buenas a primeras. Hasta ahora solo hemos podido erradicar totalmente una enfermedad infecciosa en los humanos, la viruela, y una en animales, la peste de los rumiantes (producida por un virus). Los virus siguen circulando, y los mantenemos a raya gracias al nivel de inmunización de la población. Las vacunas nos han permitido reducir la mayor parte de las enfermedades infecciosas prevenibles por vacunación. Sin embargo, muchas de ellas siguen siendo prevalentes e, incluso, producen brotes epidémicos en otras partes del mundo. Esto supone que los viajeros pueden importar o exportar enfermedades a un país donde antes no existían, de modo que la población que no se ha vacunado podría enfermar de ellas.

«LAS VACUNAS NO SIRVEN, LAS INFECCIONES SE DAN MÁS ENTRE LOS VACUNADOS QUE ENTRE LOS NO VACUNADOS»

Falso. Es cierto que las vacunas no son 100 % eficaces, aunque algunas casi que sí. ¿Conoces algún producto o medicamento que sea 100 % efectivo? Aunque la vacunación no proteja a todos los individuos, sí que protege a la mayoría, lo que hace que ante un posible brote de una enfermedad infecciosa fácilmente transmisible, como por ejemplo el sarampión, la mayoría de los niños vacunados estén protegidos haciendo que al virus le cueste más trabajo encontrar a un individuo susceptible. A esto lo llamamos, recuerda, inmunidad de colectivo o de rebaño.

«LAS VACUNAS CAUSAN ALERGIA Y ASMA»

Algunos han sugerido que las vacunas podrían aumentar la frecuencia de asma y otras enfermedades alérgicas. Sin embargo, no existe ningún estudio que lo haya demostrado.

Varios estudios realizados con miles de pacientes han dejado claro que la vacunación no se asocia a un incremento de enfermedades alérgicas. Es más, algunos trabajos han encontrado reducciones significativas de enfermedades como el asma y otros tipos de alergia en los niños vacunados con la vacuna triple vírica. Es cierto

que la vacuna antigripal intranasal de virus vivos atenuados se ha visto que incrementa de forma muy leve el
número de hospitalizaciones en bebés menores de doce
meses, porque puede producir un incremento de las
sibilancias (pitidos) respiratorios. Es por ello por lo que
esta vacuna no se debe de administrar a niños menores de dos años de edad, ni se recomienda en niños con
asma grave.

Salvo en este caso, todas las vacunas restantes pueden administrarse a pacientes con asma u otros tipos de
alergia, salvo que exista una sensibilidad alérgica grave
a algunos de los componentes de la vacuna, cosa que es
muy rara e infrecuente, pero que puede existir. Por si
esto fuese poco, algunas vacunas, como las que van diri-
gidas a la prevención de la infección por neumococo
y las antigripales (excepto la mencionada intranasal),
están particularmente indicadas en personas con asma
por su mayor riesgo de infecciones graves por neumococos y de exacerbaciones de la enfermedad en caso de
contraer la gripe. Algunos estudios han demostrado que
la vacunación antigripal de personas asmáticas reduce
hasta un 59-78 % los ataques de asma grave que requi-
ren asistencia en urgencias u hospitalización.

«UN ESTILO DE VIDA SALUDABLE ES UNA BUENA ALTERNATIVA A LA VACUNACIÓN»

Entendemos por estilo de vida saludable el llevar una
serie de hábitos que nos permiten mantenernos bien
física y psicológicamente. Estamos muy acostumbrados

a leer y escuchar que una buena alimentación y la práctica de ejercicio físico son fundamentales para mantenernos sanos, cosa que es absolutamente cierta.

Debido al éxito de las vacunas en la prevención de muchas enfermedades infecciosas, que antes causaban una elevada mortalidad infantil, hemos perdido la percepción del riesgo y del peligro que entrañan estas enfermedades. Quien ha visto una meningitis o una septicemia por meningococos, una parálisis por polio o un niño ahogándose por difteria no tendrá la más mínima duda en vacunar a sus hijos. Como bien dice una buena amiga especialista en Medicina Preventiva, «el olvido social de la enfermedad y la confianza en la inmunidad colectiva, contribuyen a la percepción de que una vida saludable es suficiente para evitar la enfermedad; sin embargo no se debe olvidar que las vacunaciones contribuyen de manera efectiva y eficiente a evitar la enfermedad y la muerte, y por lo tanto a una vida más saludable individual y colectivamente, con independencia de otros factores».

10.
INMUNIDAD Y NUTRICIÓN EN EL NIÑO: SIN TI NO SOY NADA

Lo que comemos guarda una estrecha relación con el funcionamiento de nuestro sistema inmunitario. Esto significa que los hábitos nutricionales pueden modular nuestras defensas, haciendo que tengamos una mayor o menor predisposición a padecer enfermedades infecciosas, inflamatorias e incluso a desarrollar algunos tipos de cáncer.

Aunque parezca mentira, no es hasta hace relativamente pocos años que se ha despertado un interés creciente en cómo el tipo de alimentación y los diversos nutrientes interaccionan con nuestro ejército inmunitario. El negocio basado en la venta de «remedios milagro» y «potenciadores del sistema inmunitario que sirven para elevar tus defensas y las de tu hijo/a» se ha convertido en un negocio sustancioso, lucrativo y muy apetecible para empresas que se dedican a vender suplementos de todo tipo. Incluso hay yogures que, según el fabricante, ayudan al fortalecimiento del sistema inmunitario. En fin, que como siempre y para cada ventana de oportunidad se abre todo un abanico de ofertas, muchas de ellas sin la más mínima evidencia científica y con más humo que otra cosa. Independientemente de esto, hay algo que tenemos muy claro y es que existe una relación muy estrecha entre la nutrición y la inmunidad. Y tanto es así, que el conocimiento acumulado a lo largo de estos años ha llevado al nacimiento de una nueva disciplina: la inmunonutrición e inmunodietoterapia.

Son innumerables los estudios que avalan el efecto positivo, y también negativo, que diversos nutrientes ejercen sobre la capacidad defensiva de los individuos. ¿Quién no ha oído hablar del efecto antiinflamatorio de las grasas poliinsaturadas; la inmunoestimulación ejercida por diversas vitaminas, oligoelementos y aminoácidos; o cómo la obesidad determina un estado de inflamación crónica que es perfectamente modificable a través de la dieta?

Si hiciésemos una encuesta preguntando a la gente de a pie cuáles son las principales funciones del aparato digestivo, estoy seguro de que una inmensa mayoría respondería que este sistema es el encargado de la digestión de los alimentos que comemos. Sin embargo, muy pocos responderían que, aparte de esta maravillosa función, el aparato digestivo es un gran órgano inmunológico. No en balde, el 80 % de las células que conforman nuestro sistema inmunitario se encuentran a nivel digestivo. Diariamente el sistema inmunitario intestinal desarrolla uno de los procesos más complicados que existen. No solo tiene que interaccionar con una ingente cantidad de moléculas que le llegan procedentes de lo que comemos, sino que además tiene que relacionarse con una gran cantidad de bacterias intestinales saprofíticas (microbiota intestinal), con las cuales mantiene una estrecha relación y comunicación. Además, ha de responder eficazmente al desafío que puede suponer el que, mezclado con el alimento ingerido, se encuentren microbios o parásitos que pueden poner en riesgo la salud e incluso la propia vida. Para llevar a cabo esta difícil tarea, el sistema inmunitario digestivo posee exquisitos mecanismos de control, una especie de «cerebro inmunológico», que organiza y gestiona la defensa frente a la infección y el control de la inflamación, y no solo a nivel local, sino también de todo el cuerpo.

EL TRIÁNGULO NUTRICIÓN, INFECCIÓN E INMUNIDAD

Vuelvo a repetirlo por si no ha quedado diáfano: el estado nutricional mantiene una estrecha relación con la funcionalidad del sistema inmunitario y, consecuentemente, con la susceptibilidad o resistencia a las enfermedades infecciosas, inflamatorias e incluso con la predisposición a desarrollar algunos tipos de cáncer.

Es sabido que parte de los niños que viven en países pobres con falta de recursos sufren algún tipo de malnutrición en algún período de sus vidas. La interacción entre nutrición, infección e inmunidad se constituye en un triángulo perfectamente integrado e interrelacionado, a pesar de que muchos programas para controlar las enfermedades infecciosas y para mejorar la nutrición tienden a desarrollarse de forma bastante independiente, habiéndose comprobado que estos programas serían mucho más eficaces si ambos problemas se abordaran en conjunto.

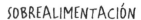

MALNUTRICIÓN

INMUNOSUPRESIÓN
RIESGO DE INFECCIÓN

NUTRICIÓN
ÓPTIMA

SISTEMA
INMUNITARIO
NORMAL

SOBREALIMENTACIÓN

INMUNOACTIVACIÓN
RIESGO DE ENFERMEDADES
INFLAMATORIAS

Balance entre nutrición e inmunidad.

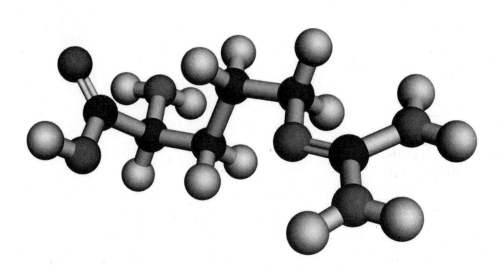

El aminoácido arginina estimula el sistema inmunitario
y activa el proceso de cicatrización de las heridas.

Esta interacción entre malnutrición, inmunidad e infección es la causa principal de que las enfermedades infecciosas tiendan a ser más prevalentes y graves en aquellos países donde la tasa de desnutrición/malnutrición infantil es elevada. Esto explica, por ejemplo, el porqué de la alta frecuencia de casos fatales de sarampión y otras enfermedades infecciosas que se da en los países pobres con respecto a los desarrollados. El hambre es una pandemia de la que nadie habla y que mata más por infecciones que cualquier otra que haya existido.

Ni que decir tiene que esta relación entre nutrición, inmunidad e infección es recíproca y bidireccional. Es decir, que también el padecimiento de una enfermedad infecciosa en un individuo con una nutrición normal y correcta puede hacer que este entre en malnutrición. Muchas infecciones, sobre todo de tipo crónico, como la tuberculosis, o víricas, como el SIDA, pueden afectar a la larga al estado nutricional hasta el punto de provocar una inmunodepresión añadida, que lo empeora todo aún más. Algunas enfermedades infecciosas, como la fiebre tifoidea, varicela, otitis, amigdalitis y abscesos, pueden aumentar las pérdidas de nitrógeno corporal. En algunos lugares y comunidades, el tratamiento tradicional de la diarrea es administrarle al niño/a un purgante o enema, lo que unido a las pérdidas que ya de por sí produce una gastroenteritis, da lugar a una reducción aún mayor en la absorción de nutrientes, agravando tanto la situación nutricional como inmunológica del niño enfermo.

La malnutrición en general se asocia a inmunodeficiencia, habiéndose propuesto el término NAIDS, en inglés, o SIDAN, en español, para referirse a un Síndrome de InmunoDeficiencia Adquirida de origen

Nutricional. No es el SIDA que todos conocemos, producido por el virus VIH, pero produce los mismos trastornos clínicos e inmunológicos. La malnutrición calórico-proteica (MCP) es probablemente la causa más común de inmunodeficiencia en el mundo, muy por encima de otras como el SIDA. Las deficiencias observadas en la MCP son múltiples, caracterizándose no solo por una ingesta insuficiente de calorías, sino también por la falta de proteínas y micronutrientes (oligoelementos y vitaminas). Es por lo tanto lógico llegar a la conclusión de que padecer una inmunodeficiencia de origen nutricional en un ambiente con alto nivel de infección va a tener como resultado un ciclo de infecciones repetitivas y persistentes en la población infantil.

Desde un punto de vista estrictamente inmunológico, la desnutrición/malnutrición se asocia a atrofia temprana de órganos inmunitarios, como son el timo o los ganglios linfáticos. Esto conlleva no solo un incremento del riesgo del número y gravedad de las infecciones, sino también una baja respuesta a ciertas vacunas (especialmente demostrado en vacunas de difteria, fiebre amarilla y hepatitis B).

Todos tenemos claro que el mejor tratamiento curativo de la inmunodeficiencia nutricional es que el niño coma y se nutra bien. Rehabilitar inmunológicamente a un niño malnutrido no solo debería basarse en darle de comer sin más, sino en que su dieta debe de incluir los siguientes nutrientes que van a proporcionarle la «gasolina» necesaria para que su «motor inmunológico» funcione:

AMINOÁCIDOS

Como todos sabemos, los aminoácidos son los ladrillos con los que se construyen las proteínas. La carencia de algunos aminoácidos puede afectar negativamente al funcionamiento del sistema inmunitario. Por ejemplo, aminoácidos como la alanina o la arginina estimulan al sistema inmunitario ayudando a hacer frente a infecciones, pero también frente a células transformadas o tumorales. La arginina también es capaz de activar y ayudar al proceso de cicatrización de heridas. Por si fuese poco también tiene la capacidad de mejorar de forma significativa la respuesta inmunitaria en pacientes con quemaduras graves, cáncer, infección por el VIH, traumatismos graves y aquellos sometidos a cirugía general, particularmente del tracto digestivo. Otra joya bioquímica es el aminoácido glutamina. Su administración se asocia con una menor proporción de infecciones y unas defensas más capaces y efectivas. La treonina, un aminoácido que el cuerpo utiliza para fabricar «mucus» (capa de mucina que protege a nuestras mucosas de la invasión microbiana), también se utiliza para producir anticuerpos.

GRASAS

Es archiconocido que existen algunos tipos de grasas que son capaces de generar inflamación, mientras que hay otras que actúan induciendo el fenómeno contrario: la antiinflamación. Esto se debe a que cada uno de

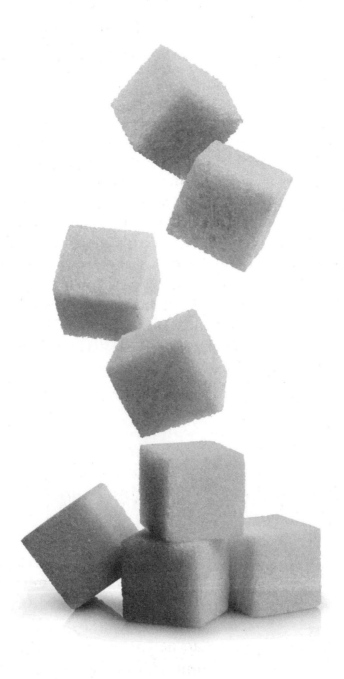

Un exceso de azúcar en la dieta produce alteraciones
en la respuesta del sistema inmunitario.

estos tipos de grasas modula distintos tipos de respuesta inmunitaria. Por ejemplo, las grasas saturadas son pro-inflamatorias (inducen inflamación), pero además son capaces de producir disminución de la capacidad defensiva. Uno de los efectos de este tipo de grasas es el de disminuir significativamente la actividad de las células NK, que como ya se ha comentado son células destinadas a matar a otras células que se encuentran infectadas y a células tumorales. Por consiguiente, a menos grasas saturadas en tu dieta y en la de tu hijo/a, mejor funcionamiento del sistema inmunitario. Por otro lado tenemos a los PUFA (Polyunsatured Fatty Acids) o ácidos grasos poliinsaturados, entre los que se encuentran los famosos omega-6 y omega-3. Mientras que los omega-6 muestran características pro-inflamatorias, los omega-3 presentan marcadas propiedades antiinflamatorias y reguladoras del sistema inmunitario. Finalmente, será el balance diario entre los ácidos grasos omega-6, omega-3 y grasas saturadas, lo que determinará hacia qué lado de la balanza se inclinará la respuesta inmunitaria. A más omega-6 y grasas saturadas, y menos omega-3, mayor inflamación. A más omega-3, menos omega-6 y menos grasa saturadas, menor inflamación. Fácil.

GLÚCIDOS O «AZÚCARES»

No existe duda alguna. Un exceso de azúcar en la dieta determina alteraciones de las defensas. Son innumerables las investigaciones que han puesto de manifiesto las alteraciones inmunitarias que produce el azúcar. Tener una hiperglucemia (glucosa elevada en sangre) no controlada es sinónimo de un sistema inmunitario alterado. Es por ello por lo que los diabéticos que tienen un mal control de su enfermedad presentan un riesgo incrementado de sufrir infecciones más frecuentes y más graves. No solo esto, también el tener una hiperglucemia no controlada comporta una mayor probabilidad de padecer procesos inflamatorios, autoinmunidad e, incluso, cáncer.

VITAMINAS

VITAMINA A. Una deficiencia severa de esta vitamina liposoluble se puede asociar a una mayor frecuencia y gravedad de enfermedades infecciosas y cáncer. La deficiencia de vitamina A produce un peor funcionamiento inmunitario, esto lo tenemos claro. Además, esta vitamina es primordial para poder mantener de forma adecuada las barreras físicas naturales del cuerpo (piel, mucosas...), que constituyen el primer elemento de protección frente a la invasión microbiana. En niños se ha observado que su deficiencia incrementa la probabilidad de desarrollar enfermedades infecciosas como neumonías, gastroenteritis y formas graves de sarampión.

VITAMINA D. El papel de la vitamina D en el metabolismo del hueso es ampliamente conocido por casi todo el mundo desde hace ya muchos años. Sin embargo, menos son aquellos que conocen sus efectos antiinfecciosos e inmunomoduladores. La vitamina D es el precursor de ciertos compuestos llamados genéricamente «péptidos antimicrobianos» entre los que se incluyen algunos con nombres tan raros como las catelicidinas y las defensinas, que además se producen de forma importante a nivel respiratorio. Pero además, la vitamina D es capaz de incrementar la capacidad de las células del sistema inmunitario que se encargan de comerse a los microbios dañinos (neutrófilos y macrófagos). Aparte de esta actividad antiinfecciosa, otra de las funciones más interesantes de esta vitamina es su capacidad de regular y controlar la inflamación. No es raro encontrar de forma frecuente niños y adultos con deficiencia o insuficiencia de vitamina D. Tampoco es extraño pensar que una deficiencia de esta vitamina pueda asociarse a un incremento del riesgo de padecer ciertas infecciones y procesos inflamatorios, cosa que se ha comprobado en numerosos estudios y en distintos grupos de edad.

OLIGOELEMENTOS

HIERRO. También son muchos los que saben que la falta de hierro conlleva un elevado riesgo de desarrollar anemia (llamada ferropénica o por falta de hierro). Pero el hierro no solo sirve para producir hemoglobina, sino que también tiene múltiples efectos sobre el sistema inmunitario. El hierro es vital para el funcionamiento de ciertas enzimas que utilizan los fagocitos del sistema inmunitario para destruir a los microbios que se comen o fagocitan. Una enzima destructora de microbios, como la mieloperoxidasa, necesita para formarse y ser activa la existencia de un buen aporte de hierro. Así que una deficiencia en este oligoelemento no solo conlleva un alto riesgo de padecimiento de anemia, sino también de bajada de la capacidad defensiva del individuo. Al igual que una deficiencia de hierro puede generar una falta de respuesta defensiva en el niño, de forma paradójica, un exceso de este oligoelemento puede incrementar igualmente el número y gravedad de las infecciones.

ZINC. Los niños desnutridos con deficiencia de este mineral pueden presentar numerosas infecciones gastroentéricas, con diarreas intensas que pueden agravar aún más su estado nutricional. En estos niños la administración de suplementos de zinc reduce la incidencia de diarrea en un 50 %. También disminuye la aparición de bronquitis, neumonías e infecciones cutáneas, ayudando al niño a su crecimiento. En el otro extremo, un exceso de zinc también puede llegar a producir fenómenos de depresión inmunitaria. Tanto su defecto como su exceso pueden producir profundas alteraciones inmunitarias con una mayor tendencia a padecer infecciones severas y también a una mala respuesta a ciertas vacunas.

SELENIO. El selenio es un oligoelemento que forma parte de enzimas que desarrollan funciones antioxidantes. La deficiencia de selenio puede alterar también el funcionamiento inmunitario, induciendo una menor capacidad de producción de anticuerpos, así como una menor actividad de las células NK. Esta deficiencia puede aumentar el riesgo de padecer infecciones virales. La enfermedad de Keshan es una cardiomiopatía asociada a una infección por un virus llamado Coxsackie B6. Esta enfermedad se da principalmente en algunas regiones de China donde existen graves deficiencias de selenio en la dieta. Se ha observado que cuando la infección por este virus se da en niños con deficiencia de este oligoelemento, el virus se comporta de una forma mucho más virulenta o agresiva.

PROBIÓTICOS E INMUNIDAD

Todos los seres vivos (animales, vegetales y hongos), mantenemos una estrecha e íntima relación con una amplia variedad de microbios. Nuestro cuerpo está formado por distintos nichos ecológicos que van a ser ocupados por distintos tipos de comunidades microbianas. A esta comunidad de microbios, definida una y otra vez de forma totalmente errónea como «flora microbiana», se la debería de denominar más correctamente como microbiota.

Esta microbiota está constituida por un conjunto enorme de distintos tipos y especies de microbios entre los que se encuentran numerosas bacterias, virus, hongos y protozoos. Se estima que solo en el intestino humano existen cientos de millones de bacterias pertenecientes a más de 1000 especies distintas. Entre estas funciones destacan la facilitación de los procesos digestivos; la producción de vitaminas, neurotransmisores y hormonas; la protección frente a microbios patógenos; el mantenimiento de la integridad de la pared intestinal; y la regulación de la respuesta inmunitaria.

Los probióticos son un conjunto de bacterias y levaduras provenientes bien de la microbiota intestinal o de los productos lácteos. Dentro de estas bacterias se

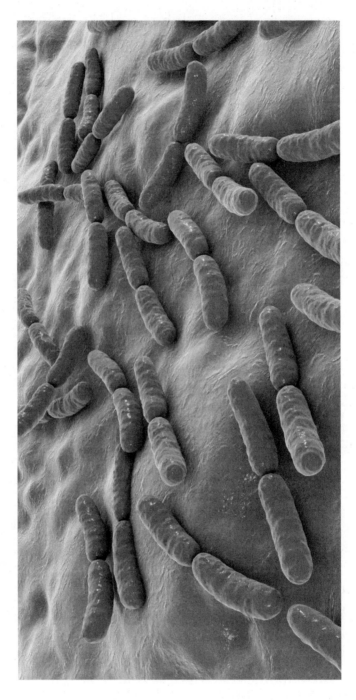

Ilustración de *Lactobacillus* sobre una célula de la pared intestinal.

encuentran algunas como las conocidas *Lactobacillus* y *Bifidobacterias*, y otras no tan conocidas como *Streptococcus* y *Enterococcus*. Aunque actualmente sigue la controversia, parece que algunos estudios han demostrado que los probióticos son útiles para prevenir infecciones del aparato digestivo, infecciones respiratorias de vías altas y, muy especialmente, algunas otitis. Un estudio muy reciente concluye que niños a los que se les administraron probióticos a base de *Lactobacillus rhamnosus GG* y *Bacillus lactis* muestran una menor proporción de infecciones cuando se compara con niños a los que no se les administró dichos probióticos. Otro conocido efecto de los probióticos es su papel beneficioso en la prevención y tratamiento de diarreas por excesivo uso de antibióticos (diarreas postantibióticas). También continúa en franca controversia el posible papel beneficioso de los probióticos en otras enfermedades como la enfermedad inflamatoria intestinal (colitis ulcerosa, enfermedad de Crohn), la enfermedad celíaca, el síndrome de intestino irritable y algunos tipos de alergias (como dermatitis atópica y asma).

Por otra parte, algunas investigaciones han puesto de manifiesto que la calidad de la microbiota intestinal tiene relación con una mejor o peor respuesta a infecciones y vacunas. Esta estrecha relación entre microbiota, infección y vacunas ha servido como punto de partida para el desarrollo de investigaciones que han valorado si el uso de determinados probióticos podría mejorar las respuestas de los niños a las vacunas y a ciertas enfermedades infecciosas. Aunque el uso de probióticos en los niños para mejorar la respuesta a vacunas ha mostrado resultados muy modestos y poco consistente, otros estudios, sin embargo, han puesto en evidencia que la administración de determinados probióticos, como

Lactobacillus rhamnosus cepa GG, previo a la administración de ciertas vacunas, como la del rotavirus en niños (para la prevención de la gastroenteritis asociada a este virus), podría incrementar su respuesta y eficacia.

Después de muchos años de investigación y de aportar pruebas contundentes al respecto, actualmente no cabe la más mínima duda de que la nutrición juega un papel muy importante en el funcionamiento de las defensas. A partir de este punto resulta claro que a través de la dieta es posible regular o modular la inmunidad del niño con objeto de proporcionarle un mejor estado de salud. Aunque todavía queda mucho por conocer, la Inmunonutrición pediátrica va ganando cada vez más terreno y adeptos. Es más que evidente que un buen manejo nutricional del niño puede tener un impacto muy positivo en su vida actual y futura.

11.

¡QUÉ GORDITO Y SANO ESTÁ MI NIÑO!: OBESIDAD INFANTO-JUVENIL Y SISTEMA INMUNITARIO

La obesidad es un problema de salud pública creciente a nivel mundial. El sobrepeso y su hermana mayor, la obesidad, han alcanzado cotas inimaginables en todo el planeta, afectando a todas los grupos de edad. Actualmente, la Organización Mundial de la Salud (OMS) estima que hay más de 2500 millones de personas adultas en el mundo con exceso de peso, de las cuales aproximadamente 650 millones son obesas. Ante estas cifras, la OMS ha señalado a la obesidad como la epidemia del siglo XXI, salvando las distancias con la epidemia silenciosa de enfermedades autoinmunes, alérgicas, cáncer, infecciones por bacterias multirresistentes a los antibióticos y virus pandémicos, entre otras.

En los años ochenta del pasado siglo XX, se estimaba que al menos 1 de cada 10 personas en el mundo eran obesas. En las siguientes décadas, estas cifras se fueron multiplicando a un ritmo alarmante hasta llegar a triplicar este número. Es desde el año 2000 cuando este incremento acelerado se ha hecho más lento. La meta de la OMS era la de reducir considerablemente para 2025 estas cifras, sin embargo, todos los expertos han vaticinado que la probabilidad de que esto se cumpla es prácticamente cero absoluto.

En cuanto a los niños y jóvenes, las cifras tampoco son nada optimistas. La obesidad infantil y juvenil (o infanto-juvenil) continúa posicionándose como uno de los problemas de salud pública más importantes que afecta tanto a países desarrollados como en los de renta media y baja. Al igual que ocurre en adultos, según la OMS, la prevalencia de la obesidad en la población infantojuvenil va en aumento en todos los países, siendo el ascenso más rápido en los países con menor renta per cápita.

En 1931, el número de lactantes y niños pequeños con sobrepeso u obesidad era de unos 31 millones, cifra que veintitrés años después, en 2013, alcanzó los 42 millones. Si esta tendencia continúa, y no se hace una intervención de alcance, es más que probable que en 2025 se llegue a unos preocupantes 70 millones.

El problema de la obesidad infantojuvenil no solo es preocupante por su tendencia al alza de forma exagerada y descontrolada, sino también por su persistencia en la edad adulta (ya que constituye un factor de riesgo importante de sufrir otras enfermedades), y por su enorme impacto económico. El inicio de la obesidad en la segunda década de la vida es un factor predictivo de padecimiento de obesidad de la edad adulta. Si esta obesidad se prolonga en el tiempo, se asocia con un mayor riesgo de enfermedad cardiovascular, enfermedades inflamatorias, diabetes, cáncer... y muerte.

En España se han llevado a cabo varios estudios para determinar las tasas de sobrepeso y obesidad en niños y población adolescente. Un estudio denominado Aladino arrojó cifras del 45,2 % de la población muestreada. Otro estudio llamado Enkind, realizado en 2005, obtuvo una cifra más reducida, del 26,3 %. Estudios más recientes, como el llevado a cabo en 2012 en la Encuesta Nacional de Salud, se obtuvo un porcentaje del 27,9 %. Sea como fuere, está claro que nos movemos en una horquilla que va desde casi la mitad de la población infantojuvenil hasta un cuarto de la misma. Cifras nada optimistas.

¿Pero cómo diablos hemos llegado a esta situación? Desde hace ya tiempo conocemos que la obesidad es un trastorno nutricional que tiene su origen en una interacción entre factores genéticos, ambientales y conductuales, siendo quizás este último el factor más importante. Es el precio que se está pagando por vivir en una «sociedad de la abundancia». Si a esto le sumamos la gran oferta disponible en alimentos hipercalóricos poco o nada sanos, junto al sedentarismo más extremo, que también afecta de forma importante a este grupo de edad (al igual que en adultos), entonces la «epidemia grasa» está servida. El resultado y la suma de estos factores han sido los que en las tres últimas décadas han producido un fuerte aumento del sobrepeso y la obesidad en el conjunto de la población de la Unión Europea.

Todo el mundo sabe ya que la obesidad y el sobrepeso presentes durante la infancia y la adolescencia pueden ser causa de enfermedades diversas en etapas posteriores de la vida. La asociación que existe entre la obesidad y el desarrollo de numerosas enfermedades crónicas está bien establecida, comprometiendo la calidad de vida y el incremento en la mortalidad. La obesidad está íntimamente asociada al desarrollo de enfermedades, como la diabetes tipo 2, síndrome metabólico, enfermedades cardiovasculares, hipertensión arterial, cáncer y otras complicaciones menos conocidas como trastornos locomotores, alteraciones respiratorias, digestivas, psicológicas (falta de autoestima, ansiedad, depresión) y, por ende, inmunológicas e inflamatorias. Veamos con respecto a esto último qué tipo de alteraciones produce el acumular grasa en nuestras defensas y la de los más pequeños.

OBESIDAD E INFLAMACIÓN

El tejido adiposo fue considerado durante muchísimos años como algo cuya principal función era la de servir como almacén de grasa; un tejido inerte desde el punto de vista inmunitario.

Solo desde hace muy poco tiempo se han ido descubriendo cada vez más y más «habilidades» y funciones de este tejido. No solo su gran papel a nivel endocrino y metabólico, sino también a nivel inmunológico.

Considerado hace unos años como un tejido cuya función casi única y fundamental era el almacenamiento de grasa como reserva energética, el tejido adiposo se ha convertido en años recientes en un órgano inmunológico más, capaz de producir una serie de moléculas o citocinas, que por ser fabricadas por este tejido se les llaman adipocitocinas, las cuales pueden promover tanto fenómenos de inflamación como antiinflamación.

Son numerosas las adipocitocinas descubiertas hasta ahora. Todas y cada una de ellas va a desarrollar importantes funciones que van desde una función primordialmente metabólica a otras puramente inmunológicas.

Entre ellas destacan moléculas como la leptina, una adipocitocina descubierta en 1994. Una de las funciones más importantes de esta adipocitocina es la de inhibir el apetito. Cuando la grasa almacenada en los adipocitos aumenta, la leptina es liberada al torrente sanguíneo. Desde aquí se distribuye por todo el organismo llegando al cerebro, informando al hipotálamo de que el cuerpo tiene en ese momento bastantes reservas y, que por lo tanto, no hace falta comer más. Una vez la leptina establece contacto con el hipotálamo, este comienza a producir una serie de sustancias conocidas como péptidos anorexígenos (por su capacidad para inducir la pérdida del apetito), suprimiendo la producción de péptidos orexígenos, inductores de la sensación de hambre.

Otro de los efectos de la leptina a nivel metabólico es la de incrementar la tasa metabólica y la temperatura corporal, reduciendo la producción de grasa (lipogénesis) y aumentando su uso (lipólisis). Ni que decir tiene que estas funciones metabólicas de la leptina tienen un impacto en la variación de nivel de masa corporal. Pero el papel funcional de la leptina no se queda ahí. A nivel inmunitario, la leptina es capaz de sobreactivar la inmunidad, induciendo fenómenos inflamatorios. Por lo tanto a mayor cantidad de grasa, mayor cantidad de leptina y consecuentemente mayor inflamación.

Otra adipocitocina muy importante es la adiponectina. Producida de forma abundante también por el tejido adiposo, la adiponectina participa en el metabolismo de la glucosa y los ácidos grasos, aumentando la sensibilidad a la insulina, y por consiguiente haciendo que esta hormona actúe de forma más adecuada. A mayor grasa corporal se tenga, menores son los niveles de adiponectina; justo lo contrario que ocurre con la leptina. A nivel inmunitario se mantiene esta regla, de tal forma que si la leptina es capaz de inducir fenómenos inflamatorios, la adiponectina controla y reduce la inflamación.

Dicho esto, es de cajón pensar que las personas obesas van a tener una menor producción de adiponectina conjuntamente con una mayor cantidad de leptina. Este desbalance a favor de la leptina es una de las razones por las que las personas obesas suelen presentar niveles incrementados de marcadores de inflamación cuando se les realiza una analítica sanguínea. Se trata de una inflamación que no duele, no pica, no produce hinchazón ni enrojecimiento, pero que mantenida durante muchos años puede ser letal. A esta inflamación se le llama inflamación de bajo grado, silenciosa o más técnicamente inflamación metabólica.

Contrariamente a lo que podríamos pensar, la grasa que más se ve es la que menos tiene que asustar desde el punto de vista inmunitario. Y es que el tejido graso subcutáneo, responsable de esos michelines antiestéticos que tan poco nos gustan, es completamente distinto en su función inmunitaria a la llamada grasa o tejido adiposo perivisceral.

Esta grasa perivisceral, que rodea a los órganos en nuestro interior, es la responsable principal de la producción de estas adipocitocinas y, por lo tanto, la máxima responsable de la inflamación silenciosa. Los niños y adolescentes obesos presentan este tipo de inflamación cuya consecuencia a largo plazo, cuando sean adultos, será el padecimiento de altos niveles de glucosa (diabetes tipo 2), hipertensión arterial y el incremento de grasas en sangre (hiperlipidemia, hipertrigliceridemia). A esto se le llama síndrome metabólico, el cual constituye un factor de riesgo muy importante para el desarrollo de enfermedades cardiovasculares, entre otras. No solo esto. Un estado de inflamación silenciosa desde niño, durante muchos años, incrementa de forma significativa el riesgo de padecer algunos tipos de alergia como el asma, infecciones, enfermedades autoinmunes y algunos tipos de cáncer. Un niño o un adolescente obeso constituye una verdadera bomba de relojería cuando sea adulto.

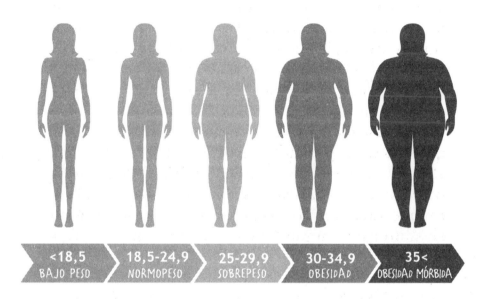

Índice de masa corporal.

OBESIDAD E INFECCIÓN

Al igual que ocurre en los individuos obesos adultos, los niños y adolescentes obesos o con sobrepeso no solo presentan alteraciones de tipo metabólico, sino también en sus capacidades defensivas. Estas alteraciones inmunitarias se traducen en una mayor susceptibilidad o severidad de las infecciones y a malas respuestas a vacunas.

La obesidad produce desarreglos en el funcionamiento de linfocitos T, linfocitos B (recuerde... fabricante de anticuerpos), menor capacidad de los fagocitos para eliminar agentes infecciosos y malfuncionamiento de las células asesinas NK. Dichas alteraciones contribuyen de forma muy significativa al incremento de infecciones producidas por todo tipo de microorganismos, y muy especialmente por virus y bacterias. Por ejemplo, los individuos obesos que se han de hospitalizar presentan una mayor susceptibilidad al desarrollo de infecciones bacterianas que pueden complicarse y generar neumonías, infecciones producidas a partir de los catéteres e incluso formas más graves, como septicemia, lo que incrementa extraordinariamente el riesgo de muerte. Los niños obesos tienen el doble de riesgo de sufrir infecciones respiratorias severas cuando se comparan con niños de peso normal. Algunos virus, como el de la gripe, produce mayor tasa de enfermedad y de mortalidad en individuos obesos. Las infecciones que se dan *a posteriori* de una cirugía es una de las principales complicaciones y de muerte, incrementándose hasta en un 300 % el riesgo de desarrollar estas infecciones en obesos mórbidos. Entre las causas de esta mayor predisposición a padecer infecciones de este tipo están los desarreglos inmunitarios ya descritos, así como el bajo nivel de oxigenación que presentan los individuos obesos en sus tejidos, por lo que cualquier herida va a ver dificultada o retardada su curación.

La relación entre obesidad y vacunas es también una cuestión peliaguda, ya que numerosos estudios han puesto de manifiesto que los niños obesos presentan una respuesta menos eficaz cuando se les vacuna de hepatitis B, tétanos, rabia y gripe.

ASMA Y OBESIDAD

Desde hace unos años estamos asistiendo también a un incremento alarmante de niños y adolescentes que sufren de asma. Algunos estudios han puesto de manifiesto que las mujeres que ganan peso después de los deiciocho años presentan un riesgo mayor de desarrollar asma en los siguientes cuatro años, todo ello con independencia de su ingesta calórica y nivel de actividad física. Otros estudios han demostrado que las niñas que ganan peso de forma excesiva entre los seis y los once años de edad tienen siete veces más riesgo de desarrollar asma, comparado con niñas que presentan un peso normal. Aunque todavía queda por clarificar las causas de esto, lo que sí sabemos es que la obesidad infantil y del adolescente no influye por igual en todas las afecciones alérgicas, sino y sobre todo en el asma y la llamada hiperreactividad bronquial, donde claramente los obesos ganan por goleada.

El sobrepeso afecta la fisiología y la mecánica pulmonar, lo que conduce a una disminución del volumen pulmonar disponible para una respiración óptima. Otros estudios han demostrado que la inflamación silenciosa en personas con sobrepeso y obesidad puede ser inductora de la enfermedad.

Se cree que adipocitocinas, como la leptina, contribuyen al asma y la hipersensibilidad de las vías respiratorias al inducir la inflamación de estas. Se ha demostrado que los marcadores de inflamación metabólica, principalmente en el tejido adiposo visceral, son más altos en niños y jóvenes obesos con asma. La leptina también podría inducir inflamación alérgica activando a los eosinófilos, células responsables junto con otras en el desarrollo de este tipo de inflamación.

También se ha observado una conexión entre el asma, la obesidad y los niveles de una hormona llamada grelina, una de cuyas funciones es la de modular el apetito. Es la «hormona del hambre», y cuando se produce aumenta la ingesta de alimentos y, como consecuencia, contribuye a un incremento del peso. La grelina ejerce además una acción antiinflamatoria, y en los pacientes asmáticos se ha observado unas concentraciones significativamente más bajas. Se demostró que los niveles séricos de grelina estaban disminuidos en niños asmáticos.

Por consiguiente a mayor peso corporal mayor cantidad de leptina (proinflamatoria) y menor cantidad de grelina (antiinflamatoria), cuyo resultado final es la inflamación desmedida de las vías respiratorias. Ni que decir tiene que una pérdida de peso significativa también se ha demostrado que mejora notablemente esta patología, al poner de nuevo en equilibrio todas estas moléculas que alteran la inmunidad.

OBESIDAD Y ENFERMEDADES AUTOINMUNES

Son varios los estudios que asocian la obesidad con el desarrollo de ciertas enfermedades autoinmunes, como tiroiditis autoinmune (o de Hashimoto), diabetes tipo 1, esclerosis múltiple, artritis reumatoide, lupus eritematoso sistémico, enfermedades inflamatorias intestinales (enfermedad de Crohn, colitis ulcerosa...) y psoriasis. Los datos sobre cómo afecta la obesidad al padecimiento de estas enfermedades en la edad pediátrica son escasos. Aun así, varios estudios sugieren que los niños y adolescentes obesos presentan un riesgo dos veces mayor de desarrollar esclerosis múltiple en la edad adulta, siendo este riesgo mayor en las niñas que en los niños. Al igual que en el asma, la pérdida de peso mejora el control de estas enfermedades y la respuesta a los tratamientos que se administran frente a ellas.

Se han propuesto muchos mecanismos para explicar este aumento del riesgo. Entre ellos está el que el tejido adiposo, que participa en la aromatización periférica de hormonas masculinas (andrógenos) y femeninas (estrógenos), puede alterar este equilibrio hormonal predisponiendo a la autoinmunidad, ya que se ha visto que los estrógenos pueden ser responsables en parte de que las mujeres se vean más afectadas por estas enfermedades. Curiosamente, las mujeres muestran niveles sanguíneos de leptina más altos en comparación con los hombres.

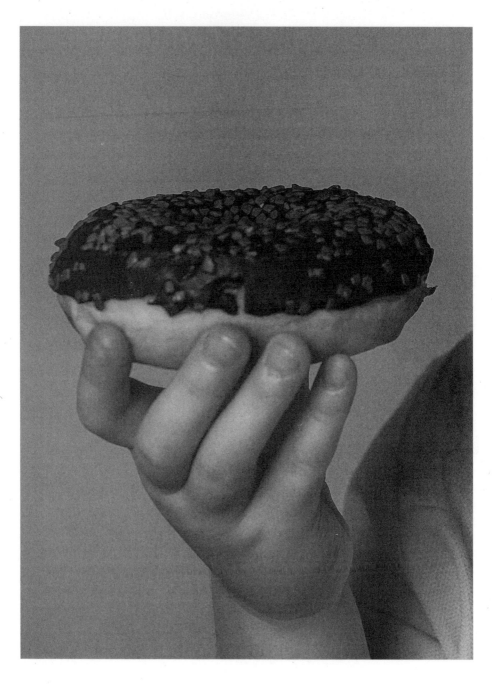

Los niños obesos tienen el doble de riesgo de
sufrir infecciones respiratorias severas.

OBESIDAD Y CÁNCER

Creo que ya nos ha quedado claro que la obesidad influye en nuestro sistema inmunitario de una forma muy importante. A partir de aquí es también lógico pensar que estando el cáncer relacionado también con el sistema inmunitario, alguna consecuencia podría tener la obesidad sobre la predisposición al cáncer. Hasta un 50 % de algunos tipos de cáncer (de útero, mama, colon, hígado y próstata) podrían estar asociados a la obesidad en adultos. En niños también tenemos cada vez mayor evidencia de que la obesidad podría aumentar el riesgo de aparición de cáncer en la edad adulta.

De nuevo se reconoce que la inflamación silenciosa es el desencadenante de la carcinogénesis o aparición de células tumorales. Por otro lado, también se tiene constancia de que la obesidad se asocia con una peor capacidad de «vigilancia inmunológica», como lo sugiere el mayor riesgo de infección y una menor respuesta a las vacunas. Los individuos obesos presentan un número reducido de células defensivas o menos funcionales. Así las famosas células NK asesinas del sistema inmunitario, se sabe que funcionan peor en estas personas. La consecuencia final y directa de esta deficiente respuesta defensiva que presentan los niños y adultos obesos es una mayor predisposición a padecer cáncer.

12.
ALERGIAS: EL NIÑO HIPERSENSIBLE

La raíz etimológica de la palabra alergia proviene del griego «αλλεργία» que viene a significar algo así como «reacción extraña». Los introductores de este término fueron los investigadores Clemens von Pirquet y Béla Schick, que a principios del siglo XX introducen este término para referirse a una reacción inmunitaria alterada, en la cual suele presentarse una fuerte liberación de una sustancia química llamada histamina, además de otros compuestos responsables de los síntomas.

El sistema inmunitario de un individuo alérgico se sensibiliza (o mejor dicho, se «hipersensibiliza») de forma especial frente a una serie de partículas o moléculas, la mayoría de las cuales son poco o nada peligrosas. El alérgico experimenta, tras el contacto con estos alérgenos (partículas o sustancias capaces de producir una reacción alérgica), unos signos y síntomas característicos que pueden ir desde un inocente picor y moqueo nasal con o sin lagrimeo, a una reacción verdaderamente grave como es el *shock* anafiláctico, el cual puede poner en serio peligro de muerte al individuo que lo experimenta. El contacto con el alérgeno en cuestión desen-

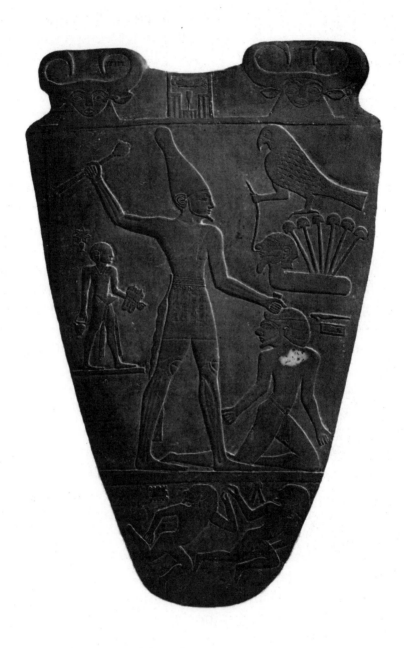

El faraón Narmer (Menes) sufrió el primer caso conocido de choque anafiláctico tras la picadura de una avispa.

cadena en estas personas un cuadro de taquicardia, ahogos e hipotensión que, si no se trata urgentemente, puede provocar la muerte por colapso cardíaco. Como curiosidad, comentaros que el primer caso reportado en la historia de un *shock* anafiláctico es el del faraón Narmer (Menes) tras la picadura de una avispa, en el año 2850 a. C. Vamos, hace dos días.

Si tuviésemos que elaborar una lista con las distintas «cosas» que se han descrito como causantes de fenómenos alérgicos, no habría suficiente papel en este volumen para escribirlas todas. Es un listado al que cada día se le van sumando más sustancias de lo más extraño. En este listado se incluyen desde los más conocidos y frecuentes, como son el polen y el polvo doméstico (donde se encuentran unos pequeños «bichitos» llamados ácaros, responsables directos de la reacción alérgica), pasando por el marisco, pescado, huevos, leche, determinadas frutas (plátanos, fresas y frutos rojos en general), frutos secos (almendras, cacahuetes...), picaduras de insectos (abejas, avispas, mosquitos, pulgas...) y fármacos (antibióticos, antiinflamatorios...). Incluso se han descrito individuos que son alérgicos hasta cosas tan sorprendentes como el agua, el propio sudor o el pelo de otra persona. La alergia al pelo de los animales es más conocida; ¿quién no ha oído hablar o directamente sufre la tan conocida alergia al pelo de gato?

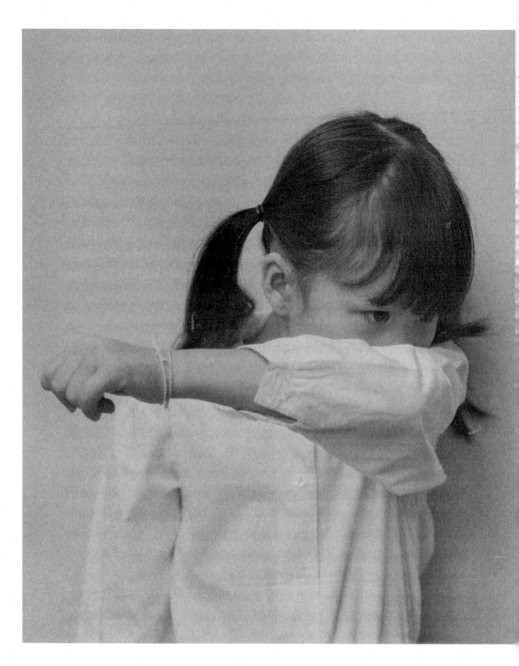

En España una de cada cinco personas es alérgica,
proporción que aumenta cada año.

LA REACCIÓN ALÉRGICA

Antes de empezar a contaros cómo se desarrolla la reacción a un alérgeno, dejadme que os presente a una célula muy importante y destacada, que en su mayor parte es la responsable de dicha reacción. A principios del siglo XX, el médico alemán Paul Ehrlich (un magnífico investigador que descubrió entre otras muchas cosas el primer fármaco efectivo frente a la temida sífilis: el Salvarsán) describió por primera vez una célula a la que llamó Mastzellen (traducido al español, «célula bien alimentada»). Nosotros la llamamos actualmente mastocito o célula cebada, porque cuando la observas al microscopio se ve cargada de una especie de bolsas, las cuales contienen numerosas sustancias que son las responsables de la reacción alérgica. Entre esas sustancias se encuentran algunas tan conocidas como la histamina (por eso tomamos antihistamínicos frente a una reacción alérgica), la triptasa o la heparina, entre otras muchas.

Ese contenido interno y embalado en bolsas del mastocito jamás será expulsado de la célula mientras no haya una orden para ello. Si esta orden se da, el mastocito liberará al exterior el contenido de esta bolsas en un proceso llamado desgranulación. ¿Pero quién le da la orden al mastocito para que haga esto? Bueno, existe un tipo de anticuerpo llamado IgE que tiene la capacidad de pegarse a la superficie del mastocito. Pero aun así, este anticuerpo no será capaz de desgranular a la célula. Solo podrá hacerlo si a esa IgE que está pegada al mastocito se le pega un alérgeno frente al cual reacciona este anticuerpo. Así que piense que si su hijo es alérgico al polen del olivo tendrá circulando por su sangre IgE que reacciona con el polen del olivo exclusivamente y no con el del pino piñonero, el abedul o el de un cactus. Estos anticuerpos son sumamente específicos y solo activarán la desgranulación del mastocito si se le pegan los alérgenos específicos del anticuerpo, en este ejemplo el polen del olivo. Cuando esto ocurre, entonces la IgE será capaz de que el mastocito descargue todo su contenido fuera de la célula. Esto hace que se liberen al medio externo celular histamina y el resto de sustancias que ya hemos comentado. La histamina es responsable de muchos de los síntomas que se dan en una reacción alérgica. Ni que decir tiene que a más IgE pegadas a los mastocitos y más alérgenos en el ambiente, la posibilidad de que se descarguen grandes cantidades de estas sustancias es mayor, por lo que los síntomas pueden ir desde leves o moderados a muy graves.

HABLEMOS DE NÚMEROS

La enfermedad alérgica ha sufrido un incremento espectacular a nivel mundial en los últimos veinte o treinta años. Cada día se diagnostican más y más casos de niños y adultos con algún tipo de alergia, duplicándose cada diez años el número de afectados por enfermedades como el asma, la dermatitis atópica o la rinoconjuntivitis. En España, una de cada cinco personas es alérgica. Los cálculos realizados para este año 2020 han estimado que alrededor de la mitad de la población mundial estará afectada por algún tipo de alergia.

No hay una sola causa que explique este incremento de la enfermedad alérgica a nivel mundial. Se barajan algunas que parecen tener mucho peso mientras otras no tienen tanto. Entre las principales causas de peso podemos citar las siguientes:

— GENÉTICA. Al igual que otras muchas enfermedades, las alergias tienen un componente genético importante. Tanto es así, que un niño tendrá una alta probabilidad de desarrollar una enfermedad alérgica si sus padres son alérgicos. Dicha probabilidad se eleva a un 75 %, pero no se traduce en que el niño vaya a padecer la misma enfermedad alérgica que los padres, sino que puede ser esta o cualquier otra. Así que si en una pareja ambos son asmáticos, puede que sus hijos nazcan con una predisposición a padecer asma u otras enfermedades alérgicas distintas, como una dermatitis atópica, una rinitis o una alergia alimentaria. Y por supuesto que no tienen un carácter sumatorio. Es decir, que si la madre es alérgica al marisco y el padre al polen del olivo, no necesariamente el niño padecerá alergia a ambos alérgenos, teniendo la misma probabilidad de padecer alergia a otro alérgeno, como por ejemplo, el polvo doméstico.

— DIETA. Actualmente no existe ninguna duda de que los cambios dietéticos que se han producido en los últimos años pueden ser un factor importante a la hora de padecer una enfermedad alérgica. La creciente exposición a alimentos con alta capacidad alergénica, como huevos, leche, mariscos, pescado, etc., así como la cada vez más frecuente exposición a conservantes, colorantes, plaguicidas, pesticidas y otros productos químicos que se emplean en la producción de alimentos, han podido tener que ver algo en este incremento de la patología alérgica. Además, algunos estilos de dieta pueden inducir profundos cambios de la microbiota intestinal, haciendo que la biodiversidad de microbios que viven en el sistema digestivo sea menor, lo que va a predisponer a producir alteraciones inmunitarias entre las que se encuentran los fenómenos alérgicos.

—Contaminación ambiental. La polución ambiental tiene mucho que ver con el desarrollo de enfermedades alérgicas del aparato respiratorio. Pensad que algunos contaminantes provenientes de combustibles fósiles, como el diésel, keroseno o gasolina, pueden incrementar de forma significativa la enfermedad alérgica respiratoria. Así, se ha comprobado que una alta contaminación del aire por diésel y sus derivados se asocia con mayor frecuencia de enfermedades como asma. El diésel, por ejemplo, es capaz de adherirse a otros alérgenos ambientales como el polvo o el polen, incrementando todavía más la potencia alergénica de estos alérgenos. Algunos estudios han demostrado que el diésel solo y en combinación con materia particulada flotante en el aire es capaz de incrementar la producción de anticuerpos IgE y la liberación de histamina.

—Infecciones víricas respiratorias. Las infecciones producidas por virus respiratorios influyen en la función del aparato respiratorio. Las infecciones producidas en edades tempranas por algunos virus, como el virus respiratorio sincitial (VRS), que provoca la aparición de pitidos al respirar (sibilancias), puede predisponer a que los niños desarrollen asma. También, en los niños asmáticos, las infecciones víricas respiratorias pueden causar de forma frecuente exacerbaciones y empeoramiento de los síntomas de su enfermedad. De hecho, aproximadamente el 60 % de los brotes y exacerbaciones asmáticas se encuentran precedidas de una infección vírica.

— EXCESO DE HIGIENE. En 1989, un epidemiólogo inglés llamado David Strachan propuso la hipótesis de la higiene. Para hacer una síntesis no demasiado cansina, el bueno del doctor Strachan lo que vino a decir es que no era demasiado bueno que un niño se desarrollase en un ambiente super-higiénico, hiper-ultra-super-mega-limpio y sin «rastros de manchas ni de bacterias» (tomando la famosa frase que tantas veces hemos oído en la publicidad de productos de limpieza). Según esta hipótesis, la falta de contacto con la suciedad y con las bacterias del suelo, de la piel de animales, de una planta, de la tierra, etc., hace que el sistema inmunitario del niño se altere, ya que para que este madure de forma adecuada, tiene que estar en contacto con todos estos «bichitos», la inmensa mayoría de los cuales son inofensivos. Si rompemos ese contacto con el medio ambiente microbiano, las defensas del niño pueden alterarse y promover la producción de altos niveles de IgE y la activación de los mastocitos que liberan histamina. Incluso también podría ocurrir que esta alteración inmunitaria diese lugar a otro tipo de enfermedades, como las autoinmunes. Esta hipótesis ganó muchos adeptos, ya que en la literatura se citaban publicaciones que de una u otra forma la corroboraban. Por ejemplo, se sabe que los hijos únicos o los que no asisten a guarderías tempranamente tienen menos infecciones virales respiratorias (están menos resfriados, constipados o «griposos») y precisamente esta falta de infecciones puede inducir a que su sistema inmune trabaje produciendo un tipo de respuesta tendente a la reacción alérgica. Igualmente, multitud de estudios han comprobado que los niños que crecen en un ambiente rural o de campo, en íntimo contacto con animales y con la naturaleza en general, presentan una prevalencia de enfermedades alérgicas menor que los niños de ciudad hiperaseados. Otro estudio muy interesante mostró que los niños alimentados con leche no pasteurizada (con alto contenido en microbios), antes de cumplir el año de edad, tenían menos riesgo de enfermedades alérgicas que los niños que tomaban leche pasteurizada. Esto, evidentemente, no implica que debamos dejar de tomar leche pasteurizada y empezar a darle a los niños leche a granel. La pasteurización ha contribuido de forma inapelable a la disminución de muchas enfermedades infecciosas y, entre ellas, la brucelosis, conocida por todos como fiebres de Malta. A partir de esta hipótesis de la higiene, se han elaborado otras en un intento de afinar más, para explicar la explosión de enfermedades alérgicas y autoinmunes que afecta a toda la población humana y cada vez de forma más frecuente a niños y adolescentes. Entre ellas se ha hecho famosa la hipótesis de los viejos amigos. Esta hipótesis plantea que debido al gran éxito de las vacunas, los antibióticos, antiparasitarios y las medidas de higiene, desde niños hemos dejado de tener contacto con algunos «amigos microbianos y parasitarios» que aunque nos hacían sufrir alguna que otra infección, su compañía también nos ayudaba, minimizando el riesgo de desarrollar enfermedades alérgicas y/o autoinmunes.

EL NIÑO ALÉRGICO

Como ya se ha comentado anteriormente, el desarrollar o no una enfermedad alérgica depende tanto de factores predisponentes de tipo genético como de factores de tipo ambiental.

Se ha estimado que en los diez primeros años de vida un niño sano puede sufrir unas cien infecciones, concentrándose la mayoría de estas en los cinco primeros años, siendo especialmente frecuentes en niños de guardería, en los expuestos al humo del tabaco o en aquellos que viven en condiciones de hacinamiento.

Los distintos estudios epidemiológicos llevados a cabo durante estos últimos años confirman que la alergia se inicia cada vez a edades más tempranas, siendo la dermatitis atópica y la alergia alimentaria las más frecuentes. Sobre los tres años de vida comienzan a aparecer los primeros síntomas de rinitis alérgica. Aún más importante es no olvidar que una importante proporción de las rinitis alérgicas no tratadas en el niño desembocarán más tarde o más temprano en asma bronquial.

ASMA INFANTIL

El asma afecta aproximadamente al 5 %-10 % de la población infantil, habiéndose detectado un incremento significativo del número de casos en los últimos años. Se trata de una enfermedad inflamatoria muy compleja donde una sustancia que resulta normalmente inerte para la mayoría de los individuos puede actuar como un mecanismo disparador del proceso de inflamación de los tejidos de la mucosa bronquial.

Muchos niños que desarrollan asma padecen o han padecido previamente otras enfermedades alérgicas, como dermatitis atópica, rinitis o rinoconjuntivitis alérgica. De hecho, una importante proporción de niños con rinitis alérgicas no tratadas desembocan más tarde en asma bronquial. Tampoco es infrecuente que un niño que desarrolle dermatitis atópica a temprana edad, cuando cumple seis o siete años, comience con un cuadro de asma y en la pubertad desarrolle una rinitis alérgica. A este fenómeno se le denomina marcha alérgica.

Las conocidas «sibilancias» o pitidos al respirar, y que tanto alarman a los padres, pueden estar asociados a infecciones respiratorias virales agudas que desaparecen en cuanto desaparece la infección. Ocasionalmente pueden dejar un «rastro« en forma de la llamada hiperreactividad bronquial, en la que el niño cuando hace un esfuerzo, como jugar un partido de fútbol o al correr, desarrolla una tos reactiva y un leve ahogo. Esto no es asma.

Sin embargo, hay otros niños que sí son alérgicos y desarrollan una inflamación de las vías respiratorias o asma bronquial. Es muy importante que estos niños sean apropiadamente controlados, ya que esta intervención temprana puede prevenir complicaciones futuras como una obstrucción irreversible de las vías aéreas. El diagnóstico y tratamiento precoz por parte del alergólogo pediátrico va a permitir que el niño desarrolle una actividad diaria normal.

El niño asmático debería también estar sometido a un buen control del peso, ya que desde hace tiempo se conoce la relación existente entre el sobrepeso/obesidad y el asma. Como ya hemos visto, la grasa posee propiedades moduladoras de la respuesta inmunitaria y a mayor cantidad de grasa corporal, mayor posibilidad de desarrollar desarreglos inmunitarios. Es tan importante el peso en una enfermedad como el asma, que una pérdida del 5 %-10 % mejora de forma significativa los síntomas de en alrededor del 58 % de los que la padecen.

ALERGIA ALIMENTARIA

Aunque a nivel de Europa la alergia a alimentos afecta entre el 0,5 %-7,5 % de los niños, en España, dicha tasa alcanza un puesto destacado al alza, con el 7 %.

Antes de seguir adelante, es necesario aclarar y distinguir conceptos que a menudo se confunden y se definen como alergias cuando realmente no lo son. Muchas de las mal autodiagnosticadas alergias alimentarias se tratan más bien de intolerancias alimentarias que, en principio, no son de origen inmunológico, sino que más bien se dan por alteración o falta de enzimas que necesitamos para digerir correctamente ciertos nutrientes. Un ejemplo de este tipo sería la tan frecuente y famosa intolerancia a la lactosa. Otro error es hablar de «alergia al gluten», en vez de intolerancia al gluten, la cual a su vez puede ser de origen celíaco o no celíaco. La celiaquía es una intolerancia al gluten que viene determinada por una reacción autoinmune, no alérgica. Es decir, aquí no hay ningún anticuerpo IgE que se una al gluten y produzca reacción alérgica alguna. Sin embargo, sí que se producen otros tipo de anticuerpos responsables de la enfermedad, y que veremos en próximos capítulos de forma más extensa.

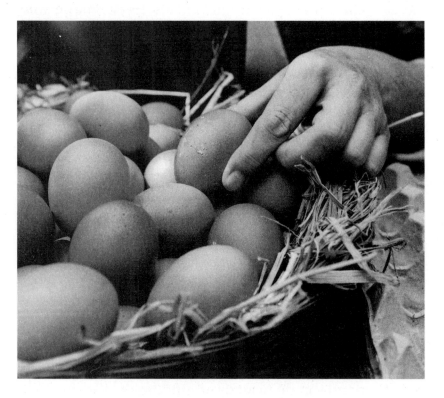

Hasta el 44 % de los niños con alergia alimentaria
la desarrollan frente al huevo.

Se cifra en unos 170 los alimentos que más frecuentemente inducen procesos alérgicos, siendo los más comunes el huevo, la leche y el pescado. Casi la mitad de los casos de alergia alimentaria comienzan antes del primer año de vida del niño, llegándose al 70 % antes de los dos años de edad. En muchos de estos casos, suele haber detrás una historia familiar de alergia.

Hasta el 44 % de los niños con alergia alimentaria la desarrollan frente al huevo. Se trata de un alimento que se encuentra «camuflado» o formando parte de muchos productos alimentarios, como pasteles, merengues, bollería, bizcochos, magdalenas, galletas, helados, batidos, turrones, flanes, cremas, caramelos, golosinas, salsas (mayonesa), gelatinas, algunos cereales para el desayuno, rebozados, empanados, embutidos, salchichas, patés, lecitina de huevo (no de soja) y otros productos que suenan menos, como lisozima, albúmina, coagulante, emulsificante, livetina, ovoalbúmina, ovomucina, ovomucoide, ovotransferrina, ovovitelina, vitelina, E-16b o luteína. Además, existen algunas vacunas que se fabrican en huevo, como las de la gripe, la rabia (no las que provienen de cultivo celular) y la fiebre amarilla. Por lo tanto, el huevo es un producto ubicuo y que tiene importancia en tanto en cuanto es un alimento que puede ir oculto en muchos productos. Es importante señalar que los productos que contienen huevo pero que están cocinados suelen producir menos alergia, ya que la desnaturalización de las proteínas que se produce al cocinar este alimento hace que este pierda potencia alergénica. También es interesante comentar que los niños que tienen alergia al huevo, normalmente suelen tolerar bien la carne de pollo.

Otro alimento que frecuentemente está involucrado en reacciones alérgicas en los niños es la leche. Aunque en un porcentaje mucho menor que el huevo, la prevalencia de alergia a la leche en el niño se estima en torno al 0,3 %-7,5 %. La hipersensibilidad alérgica a este alimento se desarrolla en las primeras fases de la infancia, produciendo principalmente reacciones en la piel que se acompañan o no de síntomas digestivos como náusea y/o diarrea. Más raramente desemboca en procesos respiratorios como el asma.

En tercer lugar de este *ranking* de alimentos que con frecuencia producen alergia en el niño, se sitúa el pescado. Podríamos pensar que al ser un animal marino, un niño alérgico al pescado es probable que también lo sea a otros productos que provienen del mar como crustáceos y los moluscos. Pues mire, hay de todo. Los hay que solo son alérgicos al pescado, otros que solo al marisco, otros que al pescado y los mariscos, y otros al pescado, los mariscos y los moluscos. Sin embargo, es raro encontrar niños que sean solo alérgicos a los moluscos y que sin embargo toleren el resto de productos marinos.

Actualmente es conocido que la lactancia materna disminuye el riesgo de alergia en el niño. Igualmente, la introducción de alimentos que no sean la leche materna antes de los cuatro meses de edad o la soja antes de los seis meses contribuye de forma decisiva al desarrollo en el recién nacido de alergias alimentarias. Otros estudios sugieren que tomar probióticos y ácidos grasos omega-3 durante el tercer trimestre del embarazo disminuye el riesgo de alergias de cualquier tipo en el recién nacido.

13.
CUANDO EL NIÑO SE AUTOAGREDE: LAS ENFERMEDADES AUTOINMUNES

Se define como enfermedad autoinmune a toda aquella en la que el propio sistema inmunitario emprende un ataque indiscriminado a órganos y tejidos del propio individuo. Yo lo comparo a un motín, donde los componentes del ejército inmunitario se vuelven en contra de las propias células a las que tiene que defender. El término autoinmunidad, por lo tanto, es sinónimo de «error en el sistema de autorreconocimiento» del sistema inmunitario.

Actualmente se cifran en más de ochenta los tipos diferentes de enfermedades autoinmunes. Entre el 5 % y 7 % de la población padece algún tipo de enfermedad autoinmune y su incidencia va en aumento, hablando ya algunos expertos de una «epidemia silenciosa».

Existen enfermedades autoinmunes donde es solo un órgano el afectado (autoinmunidad órgano-específica), como el hipertiroidismo autoinmune (enfermedad de Graves-Basedow), el hipotiroidismo autoinmune (tiroiditis de Hashimoto) o la diabetes tipo 1 insulinodependiente. También existen otras donde el ataque autoinmunitario no se dirige contra un órgano, sino contra varios (autoinmunidad no órgano-específica o sistémica), como por ejemplo el conocido lupus eritematoso sistémico, enfermedad autoinmune donde se pueden producir lesiones en varios órganos como la piel, riñones, corazón, articulaciones o cerebro.

ORÍGEN DE LAS ENFERMEDADES AUTOINMUNES

A lo largo del tiempo nos hemos ido dando cuenta de que realmente son numerosos los factores que contribuyen de una u otra forma al padecimiento de cualquier enfermedad autoinmune. La interacción entre la genética que puede predisponer al individuo a padecer una enfermedad de este tipo y los factores ambientales van a determinar si esa enfermedad se va a manifestar o no. Pero, ¿qué es eso del ambiente y cuáles son esos factores ambientales que encienden o apagan los genes que determinan esa autoinmunidad?

Está claro que cada uno de nosotros nacemos con una carga genética que nos predispone a tener más o menos probabilidad de padecer cualquier tipo de enfermedad, y las enfermedades autoinmunes no iban a ser menos. La predisposición genética existe, y hoy conocemos multitud de genes responsables de distintas patologías de tipo autoinmunitario. La genética es lo que es y por ahora (aunque no tardaremos mucho en decir lo contrario), no podemos modificarla a nuestro antojo. Los genes son como interruptores de la luz. No es posible encender la luz si no hay alguien que accione el interruptor. En este caso ese «alguien» serían los distintos factores ambientales.

El sexo también es muy importante, ya que pertenecer al sexo femenino implica una mayor probabilidad de padecer ciertas enfermedades autoinmunes. Como comprenderá, mucho tienen que ver las hormonas en esto. Así que parece que los estrógenos de la mujer la hacen más susceptible a padecer estas enfermedades, mientras que la testosterona en los hombres es un factor protector que disminuye el riesgo.

Hace no mucho tiempo, cuando alguien hablaba sobre la influencia de lo que comemos sobre el funcionamiento de nuestro sistema inmunitario, poco menos que le colgaba el San Benito de «esotérico» o «alternativo», por supuesto con todo el sentido peyorativo del término. Sin embargo, a lo largo de estos últimos años nos hemos dado cuenta de que Hipócrates tenía razón cuando sentenció la frase «que tu alimento sea tu medicina y tu medicina sea tu alimento». Hoy existe toda una disciplina llamada Inmunonutrición, que se encarga de estudiar la relación entre distintos tipos de nutrientes y el sistema inmunitario, y gracias a ella se están haciendo descubrimientos verdaderamente asombrosos. Como ya comenté en un capítulo anterior, sabemos que existen alimentos que son proinflamatorios, es decir que facilitan e incrementan el proceso inflamatorio, mientras otros tienen propiedades antiinflamatorias. Quizás a usted, querido lector/lectora, le pueda sonar extraño el que la sal que consumimos diariamente en nuestra dieta pueda servir como gasolina para el «fuego inflamatorio». Pues sí, así es. Por ejemplo, el consumo de grandes cantidades de sal en la dieta puede agravar los síntomas de una conocida enfermedad autoinmune como es la artritis reumatoide.

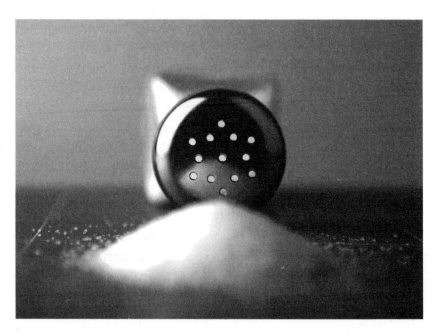

El consumo de grandes cantidades de sal puede agravar
la enfermedad autoinmune artritis reumatoide.

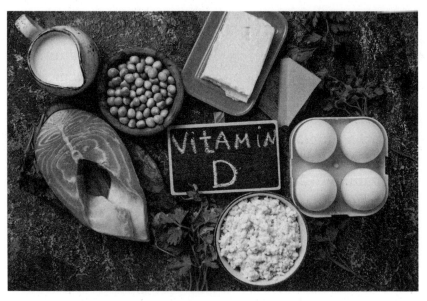

La vitamina D es esencial para el buen funcionamiento
del metabolismo óseo y del sistema inmunitario.

También existen otros factores ambientales que pueden originar o agravar muchas enfermedades autoinmunes. Determinadas infecciones, tóxicos ambientales y algunos fármacos pueden despertar y disparar reacciones autoinmunitarias.

El que algunas infecciones puedan provocar enfermedades autoinmunes también nos puede sonar raro. Sin embargo cada día tenemos más claro que ciertos microbios pueden inducir este tipo de reacciones autoinmunitarias. Los mecanismos exactos por los que esto se produce no se conocen con exactitud, pero se barajan algunas hipótesis. Una de ellas se conoce como la hipótesis del mimetismo molecular, que para no complicarnos mucho la existencia, viene a decir que algunos microbios llevan en su estructura algunas moléculas (llamadas antígenos, recuerde) que son extremadamente parecidas a moléculas que están en ciertas células o tejidos propios de nuestros órganos. Así que cuando se produce una infección por este microorganismo, el sistema inmunitario va a reaccionar frente a él produciendo anticuerpos y células que van a unirse a estas moléculas o antígenos, con objeto de acabar con el agente invasor. El problema está en que cuando acaban con la infección, algunas células del ejército inmunitario van a «memorizar» todas y cada una de las estructuras y moléculas o antígenos del agente infeccioso. Es como cuando le decimos a alguien que nos ha hecho algo malo la típica frase de «me he quedado con tu cara». Pues al sistema inmunitario le pasa lo mismo. Así que si después de haberos «quedado con la cara» del tío, os volvéis a encontrar con él o con alguien que se le parece mucho, tanto que no estáis seguros de que sea el mismo, el resultado final es abalanzaros contra él con una rabia letal... por si acaso. Pues esto también puede pasar en nuestro interior. Puede ocurrir que alguna de estas células y anticuerpos que se produjeron durante la infección, pasen por un tejido que exprese un antígeno o antígenos muy similares a las de aquel microbio. Si esto ocurre, estas células de memoria, aunque de forma equivocada, la pueden emprender contra ese tejido por el mero hecho de parecerse a aquel que nos infringió el daño. Sin embargo, estaremos pateando aquello que no deberíamos. Nos estaríamos «autopateando».

Existen otras hipótesis no menos atractivas para explicar cómo las infecciones pueden producir enfermedades autoinmunes. Sea como fuere, queda claro, y tenemos algunos ejemplos de ello, que ciertos microorganismos pueden generar este daño colateral.

Otro factor importante que se ha tenido en cuenta a la hora de explicar el origen de las enfermedades autoinmunes es la geografía. Sí, sí la geografía… no se sorprenda. Diversos estudios epidemiológicos han demostrado que la frecuencia de estas enfermedades sigue un patrón geográfico. Se ha observado que la frecuencia de enfermedades autoinmunes en los países del norte es mayor que los que se sitúan más al sur. ¿Y eso? Pues también aquí se barajan varias hipótesis, pero la que ha tomado más fuerza es la exposición solar. Y la siguiente pregunta que me harán es ¿y que tiene que ver el sol con desarrollar o no una artritis reumatoide, un lupus o cualquier otra enfermedad autoinmune? Pues si hay algo claro con respecto al sol y su importancia en la salud es que la radiación solar es una fuente inestimable para la formación de una vitamina: la vitamina D.

La mayoría de la gente relaciona la vitamina D con el metabolismo y calcificación de los huesos. Los más mayores recordarán que para prevenir una terrible enfermedad como el raquitismo, se aconsejaba el consumo de aceite de hígado de bacalao como fuente de vitamina D, conjuntamente con baños de sol. No hay nada más cierto en que la vitamina D es esencial para un buen funcionamiento del metabolismo óseo, y por lo tanto para una buena y saludable mineralización de los huesos.

Pero aparte de esta importante función, no hace muchos años descubrimos otras propiedades secretas que tenía esta vitamina. Gracias a rigurosas investigaciones, sabemos que la vitamina D no solo es importante para los huesos, sino también para el buen funcionamiento del sistema inmunitario. Si la vitamina D está en límites insuficientes, el sistema inmunitario puede desregularse, puede empezar a funcionar mal, encendiendo el interruptor de la autoinmunidad y dando lugar al establecimiento de enfermedades inflamatorias, infecciosas y sobre todo autoinmunitarias. Hoy día también existe una «epidemia» de deficiencia de esta vitamina, incluso en países con un buen nivel de radiación solar como es el nuestro. Algunos estudios realizados en España han llegado a la conclusión de que un porcentaje elevado de la población presenta niveles de insuficiencia de vitamina D. Y de nuevo se nos viene una pregunta a la cabeza ¿pero por qué en España, siendo un país tan soleado? Probablemente la respuesta a esta pregunta sea que tengamos un aporte insuficiente de vitamina D en la dieta, sumado a que pasamos una gran parte del día enclaustrados en oficinas, colegios y lugares con luz artificial, cuya aportación para la fabricación de vitamina D es prácticamente cero.

Autoinmunidad en niños

Hace unos años hablar de enfermedades autoinmunes era referirse a enfermedades de gente adulta o mayor. Sin embargo y a lo largo del tiempo, estas enfermedades no solo se han incrementado en frecuencia en estos grupos de edad, sino que también van afectando cada vez más a grupos de población más joven, y a niños. Recientemente se ha informado que la frecuencia de las enfermedades autoinmunes en general ha aumentado significativamente en los últimos treinta años. La prevalencia de estas enfermedades a nivel global y en la edad pediátrica es de alrededor de un 5 %. De antiguo conocíamos algunas enfermedades autoinmunes en niños, como son la diabetes tipo 1, el hiper e hipotiroidismo, la enfermedad celíaca o algún tipo de anemia o de falta de plaquetas de origen autoinmune (anemia y trombocitopenia autoinmune). Estas no eran raras ni infrecuentes para pediatras y padres. Las autoinmunidades más frecuentes están representadas por las enfermedades tiroideas autoinmunes. La incidencia de hipotiroidismo autoinmune en niños se sitúa en torno a un 1 % -2 % con un predominio en niñas en una relación 4:1. Por otro lado, el hipertiroidismo constituye el 15 % de los trastornos tiroideos en niños, y la mayoría de los casos se pueden atribuir al hipertiroidismo de origen autoinmune o enfermedad de Graves.

Últimamente se ha prestado mucha atención a la prevalencia de la diabetes mellitus tipo 1 insulinodependiente, y no debe pasarse por alto el rápido aumento del número de casos. Se estima que 1.110.100 jóvenes menores de 20 años tienen diabetes tipo 1 en todo el mundo, y que la incidencia de esta enfermedad en niños aumenta entre un 2 % y un 5% anual. También parece que estos datos están sujetos a la geografía, de tal forma que en los países asiáticos las tasas de incidencia suelen ser muy bajas, mientras que en algunos países europeos, como por ejemplo Finlandia, son indiscutiblemente altas. En Europa la incidencia entre las niñas es actualmente la más alta en el grupo de edad entre 5 y 9 años, mientras que la de los niños es más alta en el grupo de edad de 10 a 14 años. Otros datos que resultan poco menos que preocupantes es que entre los años 2010-2014 en Polonia, la tasa de incidencia aumentó 1,5 veces (un 12,73 % anual) en niños y adolescentes de 0 a 17 años.

Con el transcurrir del tiempo a estas enfermedades se les han ido sumando otras con nombres menos familiares o más complejos como artritis idiopática juvenil, púrpura de Schölein-Henoch o enfermedad de Kawasaki. Se llamen como se llamen, los factores que intervienen en la aparición de estas enfermedades son los mismos que se han comentado anteriormente. Los niños de hoy no son los niños de ayer. Sus sistemas inmunitarios se encuentran sometidos a las mismas presiones y alteraciones ambientales que los de un adulto, las cuales son muchas y variadas.

TRATAMIENTO DE LAS ENFERMEDADES AUTOINMUNES

El tratamiento de las enfermedades autoinmunes es variado, y va a depender de la enfermedad. Así por ejemplo, el único tratamiento para una enfermedad como la celiaquía se basa en eliminar el gluten de la dieta. En otros casos, como enfermedades autoinmunes en las que se altera la producción de ciertas hormonas, el tratamiento está basado en la administración diaria de la hormona que falta. Así, en la diabetes tipo 1 tratamos la deficiencia de insulina administrándola externamente. En el caso del hipotiroidismo autoinmune (tiroiditis de Hashimoto) se administra hormona tiroidea, mientras que en el hipertiroidismo autoinmune (enfermedad de Graves), se administran fármacos antitiroideos para parar su actividad desmedida. En otras enfermedades autoinmunes se requiere el tratamiento con fármacos inmunosupresores, que bajan la capacidad del sistema inmunitario y por lo tanto disminuyen el nivel de «autoagresión». A todos nos suenan fármacos como los corticoides o la ciclosporina, existiendo otros quizás más desconocidos para el público general pero muy conocidos y a veces sufridos por los pacientes que tienen que tomarlo, como ciclofosfamida, azatioprina, clorambucilo, metotrexato, etc. Todos estos son fármacos con potentes inmunosupresores, por lo que al administrarlos hay que ser capaz de mantener un delicado equilibrio entre no pasarnos y no llegar. Si nos pasamos, el nivel de inmunosupresión puede ser tan grave que no permita al organismo defenderse frente a infecciones que en estado de normalidad serían banales. Por otro lado, tenemos que administrar una dosis que sea capaz de controlar la enfermedad.

Aparte de estos fármacos, desde hace ya unos años contamos con nuevos tratamientos llamados terapias biológicas. Se basan principalmente en la utilización de anticuerpos que van dirigidos frente a moléculas inflamatorias que son en parte responsables de los efectos dañinos de ciertas enfermedades autoinmunes. Como ejemplo y para no dificultar demasiado la lectura con nombres raros, algunos de estos fármacos dirigen su acción frente a una molécula inflamatoria llamada TNFα (Factor de Necrosis Tumoral alfa). Esta molécula se ha visto que tiene un papel muy importante en enfermedades como el Crohn o la artritis reumatoide. En otros casos, se emplean fármacos que van dirigidos a bloquear la producción de anticuerpos dañinos por parte de los linfocitos B: existe un fármaco llamado anti-CD20 o Rituximab que actualmente se emplea en enfermedades como anemias o trombocitopenias (falta de plaquetas) autoinmunes, además de emplearse en ciertos cánceres que afectan al sistema inmunitario como algunos linfomas. No cabe ninguna duda de que estas terapias biológicas han mejorado notablemente el manejo y el pronóstico de las enfermedades autoinmunes en los últimos años.

Visto el papel que tienen los factores ambientales tanto en el origen como en la evolución de las enfermedades autoinmunes, no es descabellado pensar que podríamos modular la acción del sistema inmunitario a través de la modificación de algunos de estos factores. Así por ejemplo, la adquisición de hábitos saludables, como un buen control nutricional; la práctica del ejercicio moderado; y el alejarse de sustancias tóxicas podrían desempeñar un importante papel en el control de la inflamación que caracteriza estas enfermedades. No es un sustituto de la medicación, pero no cabe duda de que esta modificación de hábitos puede tener repercusión a la hora de requerir menos dosis diarias, e incluso tiempos de remisión más largos, libres de síntomas. Por lo tanto, es fundamental establecer estos buenos hábitos en los niños con objeto de prevenir y tratar estas patologías, que cada vez afectan más a los pequeñines.

14.

TRES JINETES DE LA AUTOINMUNIDAD EN NIÑOS: ENFERMEDAD CELIACA, DIABETES TIPO 1 Y ENFERMEDADES AUTOINMUNES DEL TIROIDES

ENFERMEDAD CELÍACA. HACIENDO UN POCO DE HISTORIA

Hace la friolera de unos 10.000 años, en el periodo Neolítico, los humanos fuimos capaces de «domesticar» a las plantas. Nace así la agricultura. Las primeras plantas cultivadas fueron el trigo y la cebada. Antes de que apareciesen estos cereales en la dieta humana, no se conocía de la existencia de la celiaquía o enfermedad celíaca, una de las enfermedades autoinmunes más frecuentes donde las personas que lo sufren muestran una manifiesta sensibilidad al gluten, proteína constitutiva de los cereales. El término gluten engloba realmente a varios tipos de proteínas procedentes de distintos cereales. Así, la gliadina es la proteína predominante del trigo, la hordeína de la cebada, la secalina del centeno y el triticale del cereal híbrido de trigo y centeno. El término celíaca proviene de la raíz latina *coeliacus*, procedente a su vez de la palabra griega *koiliakos*, cuyo signifcado es «vientre».

Fue un médico griego que vivió en torno al siglo II d.C., llamado Aretaeus de Capadocia, el primero que hizo una descripción de esta enfermedad, refiriéndose a ella como «problemas digestivos acompañados de adelgazamiento y debilidad». Se dio cuenta de que el pan no era precisamente un alimento muy adecuado para los niños. Siglos más tarde, en el año 1888, un pediatra inglés llamado Samuel Gee empezó a insistir en la necesidad de llevar a cabo una dieta para su curación. En 1908 el patólogo americano Christian Archibald Herter llamó a esta enfermedad «infantilismo intestinal», sugiriendo que la mejor forma de hacer frente a ella era llevar una dieta a base de grasas. Tan importante fueron las contribuciones de ambos, que durante un tiempo a la enfermedad celíaca se le llamó enfermedad de Gee-Herter. Sin embargo, la causa exacta de la enfermedad celíaca seguía siendo desconocida.

No fue hasta 1950 cuando un pediatra holandés llamado Willem Karel Dicke presentaba los resultados de su tesis doctoral en la Universidad de Utrecht (Holanda). Su investigación y sospecha de que algo tenía que ver la harina en toda esta historia surge cuando se da cuenta de que, sorprendentemente, en la época de las grandes hambrunas sufridas en Holanda durante la Segunda Guerra Mundial, la enfermedad celíaca desaparece.

Simultáneamente a Dicke, la profesora Charlotte Morrison Anderson, australiana de nacimiento y la primera profesora de Pediatría en Reino Unido, comprobaba que realmente la toxicidad de la harina residía en el gluten y no en otros componentes como el almidón.

¿QUÉ ES REALMENTE LA ENFERMEDAD CELÍACA?

No es raro escuchar a alguien decir que a su hijo/a le han diagnosticado una «alergia al gluten», refiriéndose a una celiaquía. No es correcto hablar de alergia al gluten cuando nos referimos a esta enfermedad, ya que no se trata realmente de una enfermedad alérgica, sino de una enfermedad autoinmune, en la que los individuos que la padecen desarrollan una inflamación intestinal debida básicamente a una reacción errónea y exagerada del sistema defensivo intestinal frente a las proteínas del gluten.

La enfermedad celíaca es más frecuente de lo que realmente se diagnostica. Puede darse tanto en niños como en adultos, siendo más frecuente en mujeres que en hombres. Uno de cada 118 niños en España la padece. Sin embargo, estos datos seguramente no reflejan la realidad, ya que en muchos casos la enfermedad pasa desapercibida debido a que existen formas «silenciosas» o leves en las que los niños no manifiestan los síntomas clásicos, como diarrea crónica o indigestiones aparentes, sino síntomas muchas veces más inespecíficos, como hinchazón abdominal con muchos gases y malestar en las digestiones.

La enfermedad celíaca se da cuando el sistema inmunitario del niño detecta a las proteínas del gluten como

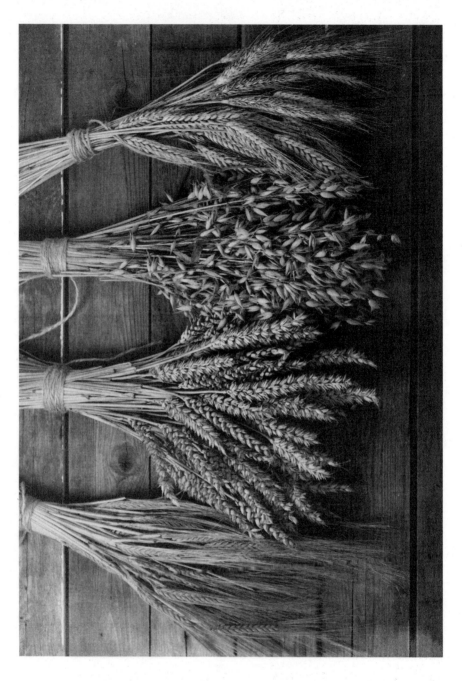

Antes de la introducción de los cereales en la
dieta humana, no había celiaquía.

algo extraño a lo que hay que atacar. Cuando estas proteínas del gluten atraviesan la barrera que le impone la mucosa intestinal, el cuartel de células inmunitarias que se encuentran al acecho por debajo de esta mucosa detecta esta proteína y produce una respuesta inmunitaria frente a ella. Esto conlleva que el intestino se llene de células defensivas produciendo inflamación y malfuncionamiento de este órgano, lo que se va a traducir en un proceso crónico de aparición de síntomas de lo más variado. Entre estos síntomas destacan la diarrea con malabsorción; vómitos; cambios de carácter; falta de apetito; úlceras o aftas de repetición en la boca; alteraciones del crecimiento; e hinchazón abdominal. Pero la plétora de síntomas no se para aquí. La enfermedad celíaca también se asocia a otros procesos que pueden ir desde afecciones cutáneas (como la llamada dermatitis herpetiforme), a alteraciones neurológicas (epilepsia), psiquiátricas (depresión, irritabilidad, apatía...) y un sinfín de otras enfermedades autoinmunes, siendo las más frecuentes la diabetes tipo 1, tiroiditis (hipotiroidismo de Hashimoto), enfermedad de Crohn, colitis ulcerosa o el vitíligo (pérdida de pigmento de la piel), entre otras.

Desde los años 70 del pasado siglo XX, sabemos que existe una predisposición genética a padecer esta enfermedad. Los niños y adultos más predispuestos son aquellos que portan genes para las proteínas denominadas HLA DQ2 y HLA DQ8. Más del 90 % de los pacientes expresan estos genes. Sin embargo, esto no explica el por qué solo una pequeña proporción de los individuos que expresan estos genes llegan a padecer la enfermedad, mientras que el resto no. Por lo tanto el ser portador de esta genética puede elevar el riesgo, y aunque sea una condición necesaria, no es suficiente para desarrollarla. Existen otros factores que determinan este padecimiento.

Entre los factores ambientales que podrían estar involucrados en el desarrollo de la enfermedad celíaca, se ha sugerido que tanto las infecciones como la duración de la lactancia materna podrían jugar un papel destacado. La posible contribución de ciertas infecciones a la enfermedad celíaca se ha postulado en base a estudios donde se observó que una infección recurrente por rotavirus, virus archiconocido que produce cuadros de diarrea y vómitos en lactantes y niños menores de cinco años, incrementaba el riesgo de padecer esta enfermedad. Otros estudios han investigado la posible relación entre la enfermedad celíaca y otros virus como son enterovirus y adenovirus. En estos estudios también se ha puesto en evidencia que existe una relación entre las infecciones por enterovirus y la enfermedad.

La lactancia materna, además de prevenir infecciones, presenta otras ventajas inmunológicas, como ya hemos visto en un capítulo anterior. Algunos estudios muy potentes han determinado que el mantenimiento de la lactancia materna en el momento de la primera introducción de alimento con gluten reduce de forma significativa el riesgo de desarrollar la enfermedad. En estos mismos estudios se ha observado que a mayor tiempo de lactancia materna, menor riesgo de enfermedad celíaca. Aunque los mecanismos exactos que operan en esta aparente protección no están claros, muchos datos apuntan a la modulación que la leche materna ejerce sobre la microbiota intestinal del bebé.

Igualmente, una introducción temprana de alimentos con gluten puede incrementar de forma importante el riesgo. Se ha observado que si se expone al bebé al gluten antes de los tres meses de edad, se multiplica por cinco la probabilidad de padecer la enfermedad, mientras que si el gluten se introduce a partir de los 4-6 meses, el riesgo disminuye de forma significativa.

Es cuanto al tratamiento, es más que razonable pensar que se basa primordialmente en la eliminación radical del gluten en la dieta. De hecho, es el único tratamiento disponible y eficaz actualmente. Sin embargo es un tratamiento paliativo, no curativo. Evitar la exposición al gluten es a veces una tarea complicada debido a que numerosos productos que compramos en el supermercado llevan cantidades significativas de esta proteína. Dulces, derivados cárnicos, salsas e incluso medicamentos pueden ir «contaminados» con trazas de gluten. Esto hace que llevar una dieta completamente libre de gluten sea demasiado complicado o incluso, una tarea poco realista.

En cuanto a las nuevas estrategias presentes y futuras de tratamiento, actualmente se están haciendo ensayos con fármacos cuya acción primordial es la reparación de la mucosa intestinal lesionada; básicamente y en palabras sencillas, medicamentos que reparan e impermeabilizan al intestino para impedir que el gluten pueda atravesarlo y poner en marcha una respuesta inmunitaria alterada. Una estrategia también avanzada se basa en administrar, a modo de vacunas, proteínas parecidas al gluten con objeto de generar «tolerancia» por parte del individuo vacunado a estas proteínas. Esta tolerancia se conseguiría a través de activar a los linfocitos T reguladores (esos que cortan la respuesta inflamatoria). Debido al importante papel que puede jugar la microbiota en esta enfermedad, no podían faltar aproximaciones de tratamiento basadas en la administración de bacterias (microbioterapia), que puedan restablecer el equilibrio que se observa alterado en los pacientes. Esta microbioterapia puede llevarse a cabo a través de probióticos, prebióticos o, incluso, los llamados trasplantes de heces.

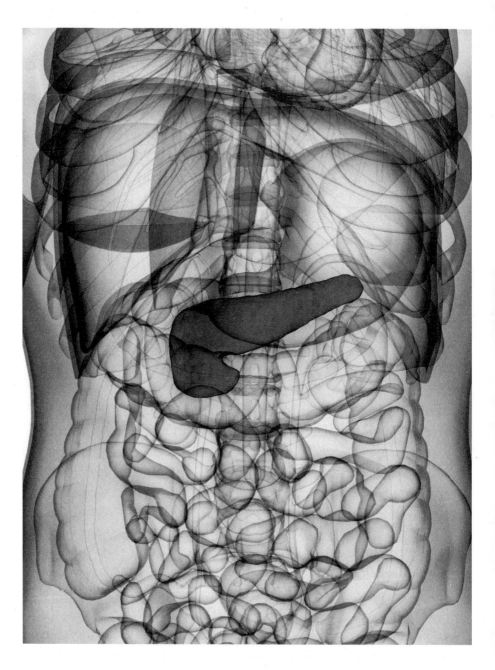

La diabetes tipo 1 es una enfermedad autoinmune que afecta
al pancreas donde se produce la destrucción progresiva de
las células β, responsables de la producción de insulina.

DIABETES TIPO 1 (AUTOINMUNE)

La diabetes mellitus tipo 1 (DM1) es una enfermedad autoinmune frecuente en el niño. Es conocida también como diabetes insulinodependiente o diabetes autoinmune, siendo el tipo de diabetes más frecuente en la edad pediátrica. Los niños y adolescentes que padecen esta enfermedad presentan una glucosa elevada en sangre, incluso en ayunas.

La incidencia de la diabetes tipo 1 varía considerablemente dependiendo de la zona del mundo y de la raza. En Europa se observa que los casos de diabetes tipo 1, que se suelen diagnosticar en la infancia o la adolescencia, están aumentando a un ritmo de entre un 2 % y 4 % al año. En España la incidencia media estimada en menores de 15 años es de 17,69 casos por cada 100.000 habitantes y año. Si estas cifras continúan incrementándose a este ritmo, la incidencia de esta enfermedad se habrá doblado en veinte años. Pero lo peor, es que científicos y médicos no saben por qué. Entre las posibles causas se barajan desde una reducción de la biodiversidad microbiana de la microbiota digestiva a una deficiencia de vitamina D. Otros estudios también han querido demostrar que el nacimiento por cesárea, la exposición prolongada a antibióticos y la reducción del tiempo de lactancia materna podrían tener algo que ver en esto.

En su origen y desarrollo influyen tanto factores de tipo genético como ambiental. Así, la presencia de ciertos genes que codifican para ciertas proteínas del HLA podría incrementar el riesgo de padecimiento de diabetes tipo 1. Al igual que vimos en la enfermedad celíaca, son numerosos los virus que se han asociado al origen y desarrollo de la enfermedad. Enterovirus como el *Coxsackievirus-B* (CVB), el rotavirus, el virus de las paperas y el citomegalovirus (un virus de la familia de los herpes) se han señalado como posibles inductores de esta enfermedad autoinmune. También se ha sugerido que el virus de la rubéola podría causar diabetes tipo 1, pero hasta ahora solo el llamado síndrome de rubéola congénita, niños que nacen infectados ya por el virus por infección a través de la madre, se ha asociado de manera concluyente con la enfermedad. De todos estos, son los enterovirus los principales candidatos virales para causar diabetes tipo 1. Se ha observado que las infecciones por enterovirus del tipo CVB son más frecuentes en los hermanos que desarrollan diabetes tipo 1, en comparación con los hermanos no diabéticos. Curiosamente, estudios hechos en la población finlandesa demostraron un patrón estacional entre el nacimiento de niños con diabetes tipo 1 y las infecciones por este tipo de virus. Se ha detectado material genético del virus CVB en sangre de pacientes al inicio o durante el curso de la diabetes tipo 1. Se aisló una cepa de CVB del páncreas de un niño diabético fallecido, y al enfrentar este virus a células productoras de insulina del páncreas (células β) de ratones, se descubrió que inducía diabetes en estos. También se ha detectado la presencia de este virus en muestras de páncreas en algunos pacientes con este tipo de diabetes. Incluso, se ha llegado a cultivar enterovirus en el 75 % de muestras de biopsia intestinal procedentes de pacientes con diabetes tipo 1, frente a solo el 10 % de los individuos sanos no diabéticos estudiados. En resumen, la elevada presencia de estos enterovirus en los enfermos diabéticos de tipo 1 puede respaldar el papel de estos en el desarrollo de la enfermedad. Sin embargo, todavía no está claro si este fenómeno es común para la mayoría de los pacientes diagnosticados con diabetes tipo 1, o si solo se pueden encontrar en una subpoblación particular de individuos con quizás una mayor susceptibilidad genética a la infección.

Sea como sea, se trata de una enfermedad autoinmune en la que ocurre la destrucción progresiva e implacable de las células β pancreáticas, responsables de la producción de la hormona insulina. Una señal de este ataque indiscriminado a las fábricas de producción de insulina es la presencia de anticuerpos dirigidos frente a determinadas moléculas, que se encuentran formando parte del islote donde están localizadas las células β. Estos autoanticuerpos permiten predecir la existencia de una diabetes tipo 1. Tienen nombres tan complicados de leer como de escribir. Por ejemplo, los anticuerpos llamados anti-GAD o GADA son anticuerpos específicos que van dirigidos contra una enzima llamada glutamato decarboxilasa. Aproximadamente el 70 % de los pacientes con diabetes tipo 1 de inicio los presentan. Otros anticuerpos son los IA-2, dirigidos frente a la enzima tirosina fosfatasa 2, los cuales aparecen en el 60 % de los pacientes que se encuentran en el inicio de la enfermedad. Finalmente, otros anticuerpos son los IAA, los cuales se definen como anticuerpos que se unen a la insulina en individuos que no reciben tratamiento con esta. Su positividad varía entre el 18 % y el 27,9 %, siendo más frecuentes en niños menores de diez años que inician la enfermedad.

Por supuesto el principal objetivo del tratamiento va a ser conseguir la normalización de los niveles de glucosa en sangre (glucemia) y llevar a cabo un óptimo control metabólico. Al existir una destrucción de las células β productoras de insulina del páncreas, la posibilidad de que esta hormona se produzca en las concentraciones

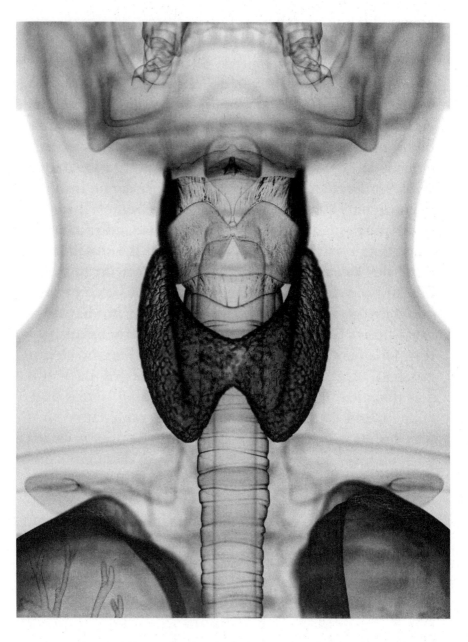

La tiroiditis de Hashimoto es la causa más común de enfermedades de la glándula tiroides en niños y adolescentes.

adecuadas para controlar la glucemia es poco o nada probable. Es por ello que el tratamiento se basa en la administración de insulina desde el exterior, intentando en todo momento el control de la glucemia lo más parecido a lo que pueda ocurrir en un individuo normal. Esto se torna muy complicado con el tipo de insulinas que existen actualmente. Sin embargo, el endocrinólogo puede emplear ciertas pautas de tratamiento que se pueden ajustar mejor a lo que el paciente necesita en su día a día. Este tratamiento no solo debe perseguir un buen ajuste de la glucemia para lograr una mejor calidad de vida, sino también evitar o prevenir en lo posible el desarrollo temprano de complicaciones a largo plazo. Un diagnóstico temprano y sin retraso de la enfermedad va a conllevar un gran beneficio al paciente, ya que esto implica un tratamiento más rápido y un mejor control metabólico.

ENFERMEDADES AUTOINMUNES DEL TIROIDES (EAIT)

Las llamadas tiroiditis de Hashimoto (TH), que generan hipotiroidismo autoinmune, y la enfermedad de Graves (EG), que se caracteriza por una sobreactivación de la glándula tiroides (hipertiroidismo autoinmune), son dos EAIT muy frecuentes. La TH, también conocida como tiroiditis linfocítica crónica o tiroiditis autoinmune, es la causa más común de enfermedades de la glándula tiroides en niños y adolescentes. En la población general, afecta entre 3 y 8,2 personas por cada

1000. La TH ocurre con mucha más frecuencia en mujeres que en hombres. Por cada hombre con TH hay entre 4 y 8 mujeres afectadas. Su presencia también parece estar asociada al lugar geográfico o la raza.

Al igual que ocurre con la enfermedad celíaca y la diabetes tipo 1 (y en realidad con todas las enfermedades autoinmunes), son los factores genéticos en combinación con factores ambientales los que intervienen en el origen y desarrollo de las EAIT. La evidencia a favor de la existencia de factores genéticos predisponentes es más que arrolladora. Sin embargo, también se reconoce que el desarrollo de estas enfermedades podría estar provocadas por factores ambientales que incluyen de forma sobresaliente a algunos agentes infecciosos. Tal como veíamos también con las mencionadas diabetes y celiaquía, algunos estudios han demostrado una cierta estacionalidad en la aparición y diagnóstico de las EAIT. De hecho, se ha puesto en evidencia la existencia de una infección bacteriana o viral previa reciente en el 36 % de los pacientes recién diagnosticados de alguna de estas dos enfermedades en comparación a solo el 10 % de los controles sanos.

Varios estudios han demostrado el gran parecido que existe (técnicamente se le llama homología), entre algunas moléculas presentes en la glándula tiroides y una serie de bacterias, lo cual implica que los anticuerpos producidos frente a estos agentes durante una infección podría hacer que el sistema inmunitario se «equivocase» e iniciase el ataque y destrucción de las células de tiroides encargadas de producir hormonas tiroideas. Y todo, por el gran parecido molecular entre las células tiroideas (tirocitos) y estas bacterias. A esto se le llama teoría del origen de la autoinmunidad por mimetismo molecular (recuerde).

Principalmente conocido por causar brotes de infección alimentaria, *Yersinia enterocolitica* (YE) se ha asociado con el desarrollo de algunas enfermedades autoinmunes entre las que se incluyen las EAIT. Esta asociación ha sido informada por muchos grupos desde principios de la década de los años 70 del pasado siglo, aunque con resultados contradictorios. Algunos estudios de muestras procedentes de pacientes con infecciones por YE demostraron contener autoanticuerpos contra los tirocitos.

Se ha estudiado el posible papel de ciertas infecciones virales en el desarrollo de las EAIT. De nuevo los dichosos enterovirus, como el ya conocido Coxsackievirus-B, se han relacionado con la EG. Algunos estudios han demostrado la presencia de este virus en el tiroides de enfermos con EG en comparación con individuos sanos.

Otros estudios han asociado también el desarrollo de la EAIT con infecciones por retrovirus como el VIH (virus del SIDA) y otros más raros como el HTLV-I. Igualmente, otros agentes infecciosos, como el virus de la hepatitis C o la bacteria *Helycobacter pylori*, podrían tener un papel importante.

La mayoría de los pacientes con TH son asintomáticos en el momento del diagnóstico, siendo la causa más común de visita al médico el aparente agrandamiento palpable del tiroides situado en la región de la base del cuello. Sin tratamiento, la TH con hipotiroidismo de larga duración puede provocar problemas de crecimiento con baja estatura, disminución del rendimiento escolar y retraso en el desarrollo físico y psicológico del niño. A pesar de ser una enfermedad relativamente común en niños y adolescentes, existen datos limitados en estos grupos de edad, con respecto al curso de la enfermedad y a cómo tiende a evolucionar a lo largo del tiempo.

15.
CONTAMINACIÓN AMBIENTAL E INMUNIDAD: VENENO PARA LAS DEFENSAS DEL NIÑO

Como hemos visto, el sistema inmunitario está formado por una compleja red en la que intervienen numerosas células y moléculas. La relación entre diversos tipos de elementos tóxicos y el sistema inmunitario no es nueva. El año 1973 marca el inicio de una disciplina llamada Inmunotoxicología, o lo que es lo mismo, el estudio de cómo diversas toxinas de distintos orígenes pueden afectar al sistema inmunitario. En el citado año unos granjeros de Michigan empezaron a desarrollar graves síntomas que parecían tener que ver con alteraciones severas de sus sistemas inmunitarios. La investigación llevada a cabo sobre este misterioso suceso llegó finalmente a la conclusión de que se habían expuesto a un producto químico industrial llamado bifenilo polibromado (o PBB en siglas). Dicho suceso marcó el comienzo de numerosas investigaciones posteriores en este campo, lo que puso de manifiesto la aplastante evidencia de que muchos compuestos químicos (diversos fármacos; toxinas bacterianas; tóxicos ambientales, como hidrocarburos aromáticos, metales pesados, organofosforados, DDT, dioxinas; etc.) pueden llegar a alterar de forma muy seria y grave el sistema inmunitario, dando lugar a enfermedades entre las que se incluyen inmunodeficiencias, alergias, enfermedades autoinmunes y cáncer, entre otras.

Siguiendo con la historia, en 1981, otro incidente ocurrido esta vez en España ocupó todos los titulares de prensa por el llamado síndrome del aceite de colza o síndrome del aceite tóxico, que llegó a afectar a más de 20.000 personas. Muchos de los afectados, entre ellos niños, desarrollaron graves enfermedades, todas ellas relacionadas con trastornos del sistema inmunitario. Se llegó a la conclusión de que la causa no era «un bichito tan pequeño que si se cae de esta mesa se mata» (tal como comentó algún responsable político de la época), sino la acción tóxica que el aceite de colza era capaz de ejercer sobre el sistema inmunitario, induciendo procesos inflamatorios y de autoinmunidad muy graves. Entre los efectos que produjo el consumo de este aceite, se incluían algunas enfermedades como el lupus eritematoso sistémico, la esclerodermia, la enfermedad mixta del tejido conectivo y el síndrome de Sjögren.

La inmunotoxicidad es otra epidemia silenciosa que nos hace enfermar. Se sospecha que muchas de las moléculas tóxicas a las que estamos expuestos diariamente son responsables del aumento espectacular de enfermedades alérgicas, autoinmunes y de ciertos tipos de cáncer. Los niños son especialmente sensibles a estos compuestos. Pensemos en el número no desdeñable de niños que padecen enfermedades alérgicas, cutáneas, respiratorias, oncológicas y autoinmunes.

Entre los factores que pueden hacer a un individuo más o menos sensible a una sustancia tóxica, se encuentran:

—PREDISPOSICIÓN GENÉTICA. Hay personas que genéticamente son más sensibles que otras a determinadas toxinas.

—EDAD. Los niños y jóvenes siempre resultan más afectados por estos compuestos que los adultos.

—MALNUTRICIÓN. Tanto un niño desnutrido como uno obeso presentan una mayor susceptibilidad a los tóxicos.

—ADICCIONES O HÁBITOS TÓXICOS. En la adolescencia, el consumo de alcohol, tabaco o drogas altera de forma muy importante el sistema inmunitario. La «revolución hormonal» típica de la adolescencia, junto a las alteraciones inmunitarias que conlleva el consumo de estas sustancias, puede ser explosiva.

—ENFERMEDADES CRÓNICAS. Los niños y jóvenes que padecen infecciones crónicas, cáncer o enfermedades autoinmunes son más sensibles al efecto de estos tóxicos.

—GESTACIÓN. Las mujeres gestantes son especialmente susceptibles a la acción de los compuestos tóxicos, teniendo esto un efecto que puede llegar a ser muy importante en el desarrollo del sistema inmunitario embrionario y fetal.

XENOBIÓTICOS Y SISTEMA INMUNITARIO: UNA ASOCIACIÓN FATAL

Un xenobiótico es una sustancia química que se puede encontrar dentro del organismo pero que no está pro-

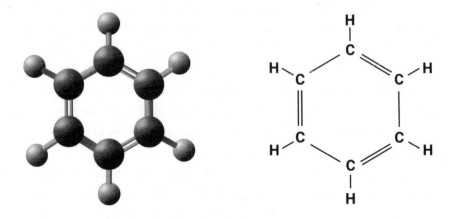

Una exposición prolongada a compuestos como el benceno puede producir un bloqueo total del funcionamiento normal del sistema inmunológico.

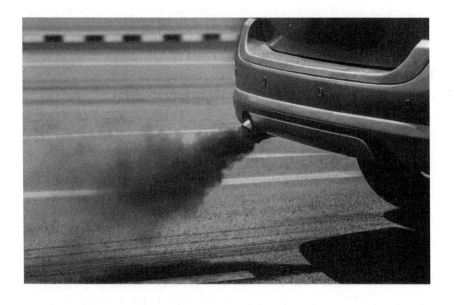

Las partículas de diésel que emiten los coches son de los xenobióticos más conocidos, que se asocian a enfermedad alérgica respiratoria.

ducida naturalmente por este. El término se aplica a los compuestos cuya estructura química en la naturaleza es poco frecuente o inexistente debido a que son compuestos sintéticos. La mayoría de los xenobióticos existentes en el medio ambiente han aparecido durante los últimos doscientos años. Son muchos los efectos que los tóxicos o xenobióticos generan sobre el sistema inmunitario de los humanos y animales. En los niños, en particular, se han descrito numerosos efectos negativos como estados de inmunosupresión total, al igual que pueden hacerlo algunos fármacos y radiaciones. Una exposición prolongada a compuestos como el plomo; benceno y sus derivados; plaguicidas; o biocidas empleados en agricultura extensiva puede producir un bloqueo total del funcionamiento inmunológico normal.

Un efecto también muy conocido de ciertos xenobióticos sobre niños y personas jóvenes es el desarrollo de alergias que pueden manifestarse a nivel cutáneo (dermatitis atópica) o respiratorio (rinitis y/o asma), pudiendo incluso llegar a producir en algunos casos reacciones alérgicas extremas como el *shock* anafiláctico, poniendo en serio peligro la vida de la persona. Por ejemplo, las partículas de diésel que emiten nuestros vehículos son uno de los más conocidos xenobióticos que se asocian a enfermedad alérgica respiratoria.

Otros compuestos, como algunos cosméticos; colorantes; látex; metales que se emplean en bisutería; e, incluso, el cemento pueden producir una reacción de hipersensiblidad llamada dermatitis alérgica de contacto, la cual suele manifestarse más tarde (a partir de las 48 a 72 horas del contacto) que las reacciones alérgicas de las que hemos hablado previamente, las cuales se suelen manifestar de forma inmediata, en cuanto el niño tiene contacto con el alérgeno en cuestión.

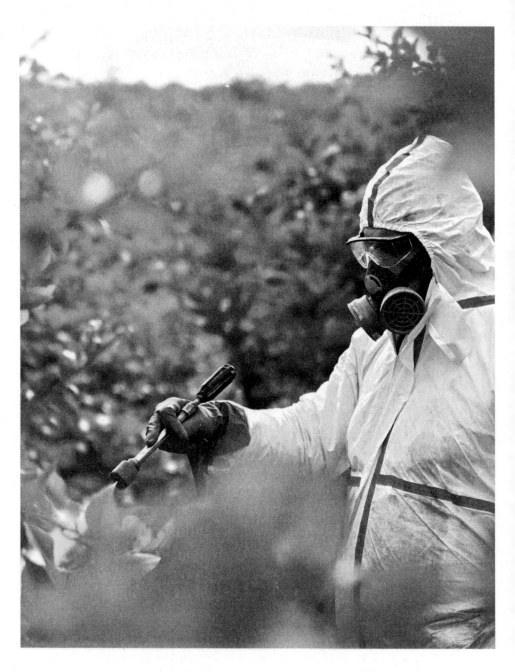

Algunos plaguicidas empleados en agricultura pueden
tener efectos nocivos sobre el sistema inmunitario.

Pero la historia de los efectos negativos que los xenobióticos producen sobre nuestra salud, y sobre todo la de los niños, no termina aquí. Algunos productos y compuestos químicos pueden llegar a generar o agravar enfermedades autoinmunes. Entre estos xenobióticos inductores de autoinmunidad se encuentran diversos fármacos y compuestos químicos como los metales pesados.

Pero por supuesto, no podríamos acabar esta tóxica historia sin destacar el efecto cancerígeno que muestran algunos compuestos tóxicos ambientales sobre el sistema inmunitario. Leucemias y linfomas pueden estar inducidos por agentes químicos y también por agentes infecciosos como virus. Dentro de los contaminantes ambientales con mayor capacidad para producir este tipo de cánceres se encuentra el benceno y sus derivados. Este compuesto químico se encuentra en pinturas, pesticidas, plásticos, caucho y aditivos de la gasolina. Numerosos estudios epidemiológicos realizados en poblaciones infantiles expuestas a estos compuestos han puesto de manifiesto una estrecha asociación entre estos y el padecimiento de enfermedades de la sangre y el sistema inmunitario, con nombres tan terribles como aplasia medular, leucemia, linfoma, anemia y trombocitopenia (descenso en la producción de plaquetas, recuerde). Algunos plaguicidas y biocidas empleados en agricultura también pueden llevar a cabo un efecto parecido al benceno.

Ya somos mayoría los que pensamos que el mundo tóxico en el que se desarrollan los niños de hoy, y las futuras generaciones que vendrán, tiene y tendrá un impacto muy importante en la salud. Estos elementos tóxicos son responsables de un gran número de casos de esta «epidemia silenciosa» de enfermedades inmunológicas que afectan cada vez más a los niños y jóvenes que viven en países industrializados.

16.
CÁNCER DEL SISTEMA INMUNITARIO EN NIÑOS: GRANDES ESPERANZAS

En términos generales, el cáncer en los niños es poco frecuente. Sin embargo y a pesar de ser raro e infrecuente, el cáncer constituye la principal causa de muerte por enfermedad durante la edad pediátrica en los países desarrollados. En España, se calcula que cada año son alrededor de 1600 los niños y adolescentes que son diagnosticados de cáncer. En general, los tipos de cáncer más comunes en niños y adolescentes son las leucemias, linfomas y tumores del sistema nervioso central (cerebro y médula espinal).

Aunque los avances en los tratamientos han aumentado la supervivencia para muchos de estos niños y adolescentes, el cáncer sigue siendo la principal causa de muerte.

Tanto las leucemias como los linfomas son tipos de cáncer que afectan al sistema inmunitario, donde se ven afectadas uno o más tipos de células defensivas. Ni que decir tiene que una consecuencia directa y muy importante de este tipo de cánceres es el dejar a la persona en una situación de absoluta indefensión frente a las infecciones, una de las principales complicaciones y causa de muerte en estos pacientes.

LEUCEMIA

La leucemia es la forma de cáncer más frecuente en los niños, constituyendo el 30 % del total de cánceres que afectan a estos.

Básicamente podríamos definir a la leucemia como una forma de cáncer que afecta a las células de la médula ósea que se encargan de producir tanto glóbulos rojos como glóbulos blancos (también llamados leucocitos) y plaquetas. Siendo esta la función de la médula ósea, no es difícil llegar a la conclusión de que cualquier enfermedad que afecte a este órgano puede acabar limitando la formación de algunas de estas células o de todas. Es por este motivo por lo que los pacientes con leucemia pueden cursar la enfermedad con el desarrollo de anemia (falta de producción de glóbulos rojos), leucocitosis extrema (incremento exagerado de los glóbulos blancos) y hemorragias (por alteraciones en la producción de plaquetas).

Es el crecimiento incontrolado de los leucocitos el que altera el normal funcionamiento de la médula ósea, ocupando el espacio e interrumpiendo la función de otras células a partir de las cuales se producen glóbulos rojos y plaquetas. Además y por si esto fuese poco, las células leucémicas muestran una falta absoluta de funcionalidad. Se trata de células jóvenes, inmaduras e incapaces de parar su proliferación y división, células que han perdido su capacidad para reconocer a agentes infecciosos y atacarlos. Por lo tanto, otra consecuencia directa de este tipo de cáncer es el incremento notable de infecciones que pueden poner en riesgo la vida, permitiendo que virus, bacterias, hongos y parásitos campen a sus anchas.

Cuando hablamos de leucemia estamos utilizando un término genérico, ya que son varios tipos de leucemia los que más afectan a los niños:

—LEUCEMIA LINFOIDE AGUDA (LLA): es el tipo predominante en la edad infantil. El 75 % de las leucemias que afectan a los niños son de este tipo. Afecta fundamentalmente a la formación y maduración de los linfocitos. Su frecuencia disminuye en adolescentes y adultos jóvenes, diagnosticándose es España alrededor de 900 casos en este grupo de edad.

—LEUCEMIA MIELOIDE AGUDA (LMA): es minoritaria con respecto al anterior. Son leucemias donde las células alteradas son los neutrófilos y monocitos/ macrófagos, es decir, un cáncer que afecta la producción y maduración de los fagocitos.

A pesar de que la leucemia es un cáncer que se origina en la médula ósea, realmente va a tener repercusión en todo el organismo, dado que las células leucémicas salen de la médula ósea, llegando a la circulación sanguínea y distribuyéndose por todas las partes del cuerpo. Estas células leucémicas pueden por lo tanto diseminarse a órganos como el cerebro, la médula espinal, los testículos, los ovarios y los riñones, entre otros.

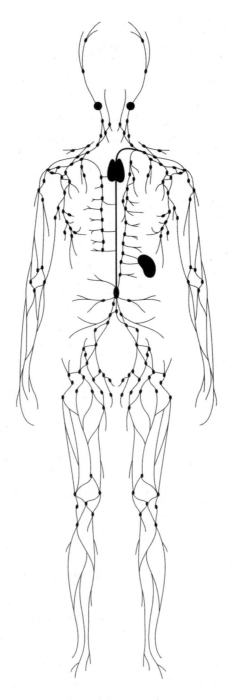

El linfoma es un tipo de cáncer que afecta al sistema inmunitario, que se origina en los ganglios linfáticos.

LINFOMA

El linfoma es otro tipo de cáncer que afecta al sistema inmunitario. Si la leucemia se origina en la médula ósea, el linfoma se origina en los ganglios linfáticos (mejor llamarlos nódulos linfáticos) y en tejidos linfoides como el timo, las amígdalas, el bazo o el llamado tejido linfoide asociado a las mucosas (digestiva, respiratoria...). Las células del linfoma son linfocitos anormales, transformados e inmaduros que no paran de dividirse. Tampoco son capaces de combatir infecciones debido a su inmadurez, y terminan desplazando a las células sanas del tejido linfoide. Esto determina que estos tejidos y órganos linfoides sean incapaces de defender al cuerpo contra invasores microbianos.

Al igual que ocurre en la leucemia, las células del linfoma pueden salir del tejido linfoide afectado y diseminarse a órganos como la médula ósea, el hígado o el bazo, alterando el normal funcionamiento de estos órganos.

Existen muchos tipos de linfomas, siendo los más conocidos y frecuentes los siguientes:

—LINFOMA DE HODGKIN: afecta a los nódulos linfáticos periféricos. Suele manifestarse con el aumento de tamaño de un nódulo linfático del cuello, o por encima de la zona de la clavícula, aunque puede aparecer en otras zonas. Entre sus síntomas se incluyen la fatiga, fiebre y la pérdida de peso injustificada. Es más frecuente a partir de los diez años, afectando más a los adolescentes.

—LINFOMA NO HODGKIN: suelen afectar más a otros órganos linfoides distintos a los nódulos linfáticos, como el timo, el tejido linfoide digestivo o las amígdalas. Los síntomas dependen del tipo de linfoma no Hodgkin, pero generalmente suelen aparecer y evolucionan con una mayor velocidad que el linfoma de Hodgkin.

TRATAMIENTOS

Los avances científicos logrados en las últimas décadas han permitido que la tasa de supervivencia del cáncer infantil en general esté ya cercana al 80 %.

Hace solo unas decenas de años, la leucemia se catalogaba como una enfermedad incurable. El pionero patólogo Sidney Farber, en los años cuarenta del siglo pasado, fue el primero en demostrar en su pequeño laboratorio del Hospital Infantil de Boston cómo un fármaco llamado aminopterina era capaz de generar remisiones transitorias de esta enfermedad. Más tarde, un hematólogo neoyorquino llamado Donald Pinkel incorporó el concepto «combinación de fármacos» para tratar la leucemia. Las sucesivas mejoras y optimizaciones de los tratamientos que se hicieron a partir de entonces han permitido hacer de la leucemia aguda infantil una enfermedad curable en la inmensa mayoría de los casos.

El trasplante de células madre hematopoyéticas (TCMH), también conocido como trasplante de médula ósea, ha sido y es una ayuda determinante para incrementar la probabilidad de curación de enfermedades como la leucemia en los niños. El TCMH permite administrar dosis más altas de quimioterapia que las que normalmente un niño podría tolerar.

En relación a este último punto de la quimioterapia en altas dosis, esta destruye totalmente la médula ósea. Con esto se consigue acabar con las células leucémicas que se originan en este lugar anatómico, pero por el contrario también se eliminan ingentes cantidades de células normales sanas, responsables de la formación de nuevas células sanguíneas. Ni que decir tiene que este tipo de tratamientos incrementa de forma muy importante el riesgo de padecer infecciones potencialmente fatales, así como hemorragias y anemia. Es por esto por lo que, una vez arrasada la médula ósea con sus células enfermas y sanas, hay que volver a reconstituirla mediante el trasplante.

Las células madre que se trasplantan se van a obtener de la sangre o de la médula ósea de un donante compatible. A esto se le conoce con el nombre de alotrasplante o trasplante alogénico. Es muy importante que el donante y el receptor guarden la máxima compatibilidad inmunitaria y genética posible. Es importante que moléculas como las del HLA —que son como el carnet de identidad de cada uno de nosotros— sean lo más parecidas posibles entre ambos individuos: el que dona sus células y el que las recibe. Cuanto más compatibles sean los tejidos del donante y del receptor, mayor es la probabilidad de que las células trasplantadas sean aceptadas y toleradas, y comiencen a producir nuevas células sanguíneas.

De normal se utilizan como donantes a familiares próximos, sobre todo a hermanos, donde la probabilidad de compatibilidad es mayor. También se pueden utilizar células compatibles a través de un donante no relacionado con el receptor, una persona extraña que no teniendo ninguna relación con el paciente se parezca inmunológicamente. Y esto puede ocurrir entre una persona que viva en España y otra que viva en Noruega. También y en no pocas ocasiones, es posible usar células madre extraídas de la sangre del cordón umbilical de un recién nacido.

El TCMH supone un tratamiento complejo no exento de riesgos. No solo está el riesgo de que el trasplante no prospere en la médula del receptor, sino que también puede darse la llamada enfermedad injerto contra huésped (EICH), en la cual los linfocitos que van en la sangre del donante atacan a los tejidos del receptor. La EICH puede darse de forma leve, moderada o grave, y aunque existen tratamientos para la misma, puede convertirse en una complicación seria, incluso mortal.

A pesar de que tanto la quimioterapia como el TCMH han beneficiado a muchos pacientes y han convertido a la leucemia y algunos tipos de linfomas en una enfermedad cien por cien curable, no nos hemos parado aquí. Gracias a la continua investigación en estas enfermedades, se han llegado a desarrollar nuevos tratamientos de vanguardia absolutamente fascinantes. La inmunoterapia, que se basa en el tratamiento del cáncer a través de la manipulación del sistema inmune para hacer frente a las células cancerosas, ha supuesto un salto abismal con respecto a los tratamientos clásicos. En la actualidad, la inmunoterapia oncológica se ha convertido en el principal sector en desarrollo de ensayos clínicos a nivel mundial. Dentro del término inmunoterapia oncológica se incluyen anticuerpos monoclonales activadores del sistema inmunitario; otros que destruyen directamente a las células tumorales; vacunas; virus llamados oncolíticos, cuya función es destruir a las células cancerosas;

trasplantes de células específicas, entrenadas en laboratorio para hacer frente a tumores; etc.

Sin embargo, el tratamiento que más ha centrado la atención en estos últimos años ha sido la llamada terapia basada en células CAR-T. Se trata de linfocitos obtenidos mediante ingeniería genética, manipulados para entrenarlos y hacerlos armamentos letales frente a distintos tipos de cáncer. En particular, existen unas células llamadas CAR-T19, que han supuesto una nueva forma de tratar algunos cánceres hematológicos como la leucemia linfoblástica aguda y los linfomas de tipo B (ambos afectan a los linfocitos B). En España, el Plan Nacional de Terapias Avanzadas-Medicamentos CAR-T ha designado a los centros y hospitales más adecuados para llevar a cabo este tipo de tratamientos. Esto ha constituido un reto para muchos de estos centros, ya que han tenido que hacer frente no solo a una gestión adecuada, sino también a la fabricación y administración de estos nuevos tratamientos. El futuro es esperanzador.

17.
COVID-19 Y NIÑOS: UN BREVE APUNTE

En una época pandémica como la que actualmente estamos sufriendo por la enfermedad COVID-19 producida por el coronavirus SARS-CoV-2, es de obligado cumplimiento hacer aunque sea una breve descripción de esta enfermedad en los niños.

Para empezar, hay algo curioso y que puede llamar nuestra atención. Los datos y los numerosos estudios realizados a lo largo de muchos años han demostrado que debido a que los niños tienen un sistema inmunitario inexperto o poco entrenado (algunos llaman a esto «inmaduro») son más propensos que los adultos a las infecciones por todo tipo de microbios, presentando no solo un mayor número de ellas, sino también una mayor gravedad, lo que es especialmente demostrativo en los recién nacidos y los niños muy pequeños.

Sin embargo, la actual pandemia de COVID-19 que estamos sufriendo muestra todo lo contrario, ya que los datos indican que los niños rara vez se infectan y cuando lo hacen desarrollan formas menos severas que los adultos. Varios estudios han demostrado que más del 90 % de los niños infectados por el coronavirus SARS-CoV-2 se muestran asintomáticos.

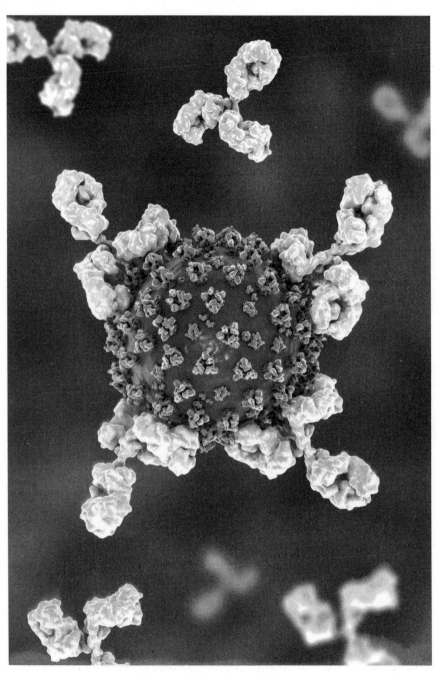

Anticuerpos atacando un coronavirus SARS-CoV-2,
responsable de la enfermedad covid-19.

¿Cuál es la explicación de este fenómeno? Son muchas las hipótesis o teorías que a lo largo del año 2020 se han planteado. Es probable que no se trate de un solo factor o fenómeno sino la suma de varios. Por un lado, sabemos que los niños tienen un sistema inmunitario entrenado frente a numerosos virus respiratorios entre los que se encuentran coronavirus que producen infecciones de las vías respiratorias altas en forma de resfriados comunes. Hasta el 20 % de estas infecciones leves son producidas por coronavirus respiratorios. Se piensa que el parecido molecular entre estos «otros coronavirus», que generan cuadros leves, y el SARS-CoV-2 podría de alguna manera determinar que la existencia de anticuerpos y células específicas frente a esos virus leves generasen de una forma «cruzada» protección frente al SARS-CoV-2. Por lo tanto, la exposición frecuente de los niños a coronavirus respiratorios en guarderías, jardines de infancia y escuelas podrían conducir al desarrollo de al menos una protección parcial contra el SARS-CoV-2.

Una segunda posible explicación podría estar en la diferencia entre niños y adultos en el nivel de expresión del receptor del SARS-CoV-2. Como ya sabemos, la entrada del SARS-CoV-2 en las células a las que infecta se da a través de la interacción entre una proteína de su superficie llamada Spike (abreviada como proteína S) y un receptor presente en varios tejidos y muy especialmente en las células del aparato respiratorio. Este receptor recibe el nombre de ACE2 o ECA2 en español (enzima convertidora de angiotensina 2). Una vez la proteína S del virus toma contacto con la ECA2, el coronavirus tendrá el acceso permitido a la célula. Pues bien, algunas investigaciones han demostrado que la expresión del receptor ECA2 en las células de las vías respiratorias altas va incrementándose con la edad, por lo que se piensa que a mayor número de receptores de este tipo en las células, mayor probabilidad de producir la infección por parte del virus, y también mayor probabilidad de que puedan entrar en mayor cantidad, induciendo esto una mayor carga de virus en el individuo infectado. Los niños menores de diez años presentan muchos menos receptores ECA2 en sus células que un individuo adulto.

Otros investigadores por el contrario no están de acuerdo con esta teoría. De hecho estos encuentran un mayor número de receptores ECA2 en las vías respiratorias bajas: en las células pulmonares de los niños. Sin embargo, hablan de que a pesar de poder tener un mayor número de ECA2 en sus pulmones, también cabe la posibilidad de que estos receptores a nivel pulmonar puedan inducir un efecto antiinflamatorio. Baste recordar que realmente lo que mata a los pacientes que desarrollan formas graves de COVID-19 es una respuesta inflamatoria desmedida frente al SARS-CoV-2, por lo que el control de esta respuesta «hiperinflamatoria» es esencial.

¿Entonces en qué quedamos? Aunque aparentemente estas dos teorías pueden parecer contradictorias, ambas pueden ser válidas. Es posible que el menor número de receptores ECA2 en las células epitelio nasal y la faringe de los niños limiten la entrada del virus, mientras que el nivel más alto de receptores ECA2 en los pulmones los proteja de la respuesta hiperinflamatoria que pueda darse por la infección viral. La COVID-19 en los niños podría estar por consiguiente relacionada con una respuesta disminuida y la regulación a la baja de la producción de moléculas inflamatorias por parte de algunas células de su sistema inmunitario, como los macrófagos pulmonares.

Otras teorías hablan a favor de que algunas vacunas recibidas por los niños corrientemente en su calendario de vacunaciones podría tener un efecto protector frente a la infección por SARS-CoV-2. Entre estas se ha señalado a la vacuna triple vírica (sarampión, rubeola y parotitidis/paperas). Algunas moléculas presentes en los virus atenuados presentes en esta vacuna podrían parecerse a moléculas del SARS-CoV-2, induciendo una protección «cruzada».

COVID-19 Y EL SÍNDROME INFLAMATORIO MULTISISTÉMICO EN NIÑOS

A pesar de lo visto, sí que se han dado algunos casos (realmente muy pocos) de lo que se ha venido en llamar síndrome inflamatorio multisistémico (SIMS), en niños que se han infectado con el SARS-CoV-2. Se trata de una complicación que suele aparecer entre cuatro a seis semanas después de la infección por el coronavirus. Los niños desarrollan fiebre alta, incremento de los marcadores de inflamación en las analíticas y alteración en el funcionamiento de algunos órganos. Se parece mucho a la llamada enfermedad de Kawasaki (EK), en la que se producen alteraciones inmunitarias que conllevan la inflamación de vasos sanguíneos de tamaño medio (vasculitis), entre los que se encuentran las arterias coronarias del corazón, lo que puede conllevar una enfermedad cardiaca grave. La EK es más frecuente en niños menores de cinco años, afectando mucho más a niños de origen asiático. El SIMS presenta característi-

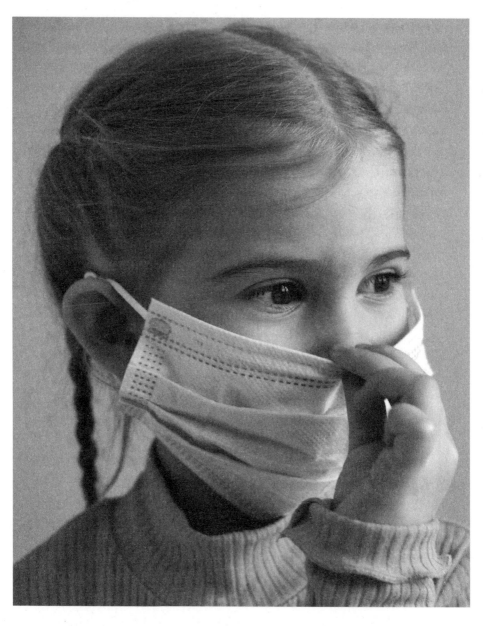

Varios estudios han demostrado que más del 90 % de los niños infectados por el coronavirus SARS-CoV-2 se muestran asintomáticos.

cas comunes con la EK, pero también difiere en algunos puntos. Mientras tanto, se sigue estudiando qué ocurre en este escasísimo número de niños que desarrollan el SIMS *a posteriori* de la infección por SARS-CoV-2.

En definitiva, que por ahora y en el momento que se escribe este capítulo solo tenemos numerosas teorías con pocas certezas. No cabe duda de que al ritmo de investigación que llevamos, jamás visto antes, en poco tiempo las sombras del conocimiento alrededor de esta enfermedad, serán reemplazadas por luz.

Este libro se terminó de imprimir el 14 de mayo de 2021, el mismo día de 1796, doscientos veinticinco años antes, el médico inglés Edward Jenner inoculó la primera vacuna de la historia, contra la viruela, al niño de ocho años James Phipps, que quedó inmunizado.